Erinnern und Überliefern

Clara Lejeune · Das Leben ist ein Geschenk

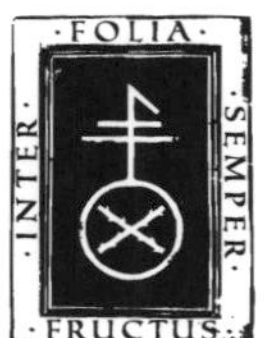

Für Mama,
treue Königin im Herzen meines Vaters.
Für meine Brüder und Schwestern,
die dieses Glück geteilt haben.

Clara Lejeune

Das Leben ist ein Geschenk

Mein Vater Jérôme Lejeune

Aus dem Französischen übersetzt
von
Agnès Glöckler

Lepanto Verlag, Rückersorf üb. Nürnberg

Bibliographische Information der Deutschen Nationalbibliothek
Die Deutsche Nationalbibliothek verzeichnet diese Publikation in der Deutschen Nationalbibliographie; detaillierte bibliographische Angaben sind im Internet über http://ww.d-nb.de abrufbar.

Titel der französischen Originalausgabe:
Clara Lejeune: La Vie est un bonheur. Jérôme Lejeune, mon père.
Criterion, Paris 1997, ISBN 2-7413-0163-8

Lektorat: Elisabeth Buxbaum, Christoph Fackelmann
Erläuternde Anmerkungen, Zeittafel: Agnès Glöckler, Christoph Fackelmann
Gestaltung und Satz: werksatz-dresden.de
Gesetzt aus der Arno Pro

Druck: Druckerei Böhlau, Leipzig

ISBN 978-3-942605-22-9

Wie schreibt man ein Buch über seinen Vater?
Sein Leben ist uns allzu vertraut und fremd zugleich, um eine Biographie schreiben zu können, die ihm gerecht wird. Allzu vertraut, weil die Liebe den kritischen Blick kaum aushält, und allzu fremd, weil seine Geschichte nicht unsere ist, obwohl wir ab einer bestimmten Zeit eng mit ihr verbunden waren.

Hier entsteht also auf eine ganz einfache Weise das Bilderbuch eines Kindes, das seinen Erinnerungen nachgeht. Es beginnt mit dem unschuldigen Blick auf die erste unvergeßliche Liebe.

Auch glückliche Menschen haben eine Geschichte, doch sie erzählen sie nicht, als wäre mit dem bloßen Erleben das Glück schon vollkommen. Malraux[1] sagte, er habe seine Kindheit verabscheut, ich aber habe meine sehr geliebt. Ich hatte einen ungewöhnlichen Menschen zum Vater: Aus reiner Überzeugung entschied er sich, einen aussichtslosen Schicksalsweg einzuschlagen. Er war ein Pessimist, dessen Realitätssinn von einer gewaltigen Hoffnung getragen war.

Wie kann ich kundtun, daß das Leben in unserer Welt, die nur Leid, Not und Ungerechtigkeit in den Mittelpunkt stellt, auch schön, sogar sehr schön sein kann?

Nun spricht das Kind, das Kind aller Mütter und Väter, das sich an frühere Zeiten erinnert, als die Eltern ihm unverwundbar zu sein schienen, zuverlässige Begleiter auf dem Weg des Lebens, ganz einfach, weil sie die Liebe zum Leben und die Schönheit der Liebe verkörperten.

Das Kind, das seine einander liebenden Eltern anschaut, begreift alles. Es begreift, daß etwas Wertvolles nur entstehen kann, wenn es, verbunden mit der Liebe seiner Eltern, Frucht hervorbringt. Es existiert, weil seine Eltern sich eines Tages, eines Nachts geliebt und so das Wunder des Lebens vollbracht haben. Das Kind ist glücklich, weil seine Eltern sich immer noch lieben. Es ist glücklich, weil seine Eltern darüber glücklich sind, daß es da ist, Zeuge ihrer Liebe.

Ich bin acht Jahre alt, liege in meinem Bett nahe der Tür, in dem Zimmer, das ich mit meiner Schwester Karin teile. Und es ist Nacht. Nach dem Gebet im Kreis der Familie ist Papa zu uns gekommen, hat jeder von uns im Bett einen Kuß gegeben und sich von uns verabschiedet. Am folgenden Morgen, bei Tagesanbruch wird er auf Reisen gehen. Ich bete, mir ist bange. Ich habe Angst, ihn nie mehr wiederzusehen. Die Furcht vor seinem Tod hat mich in der Kindheit begleitet. Sie war die treue Begleiterin eines zwar vertrauensvollen, aber ängstlichen Kindes.

Wie seltsam! Als Kind habe ich gar keine Angst gehabt, daß Mama sterben könnte. Mit ihrer unverwüstlichen Gesundheit und ihrem legendären festen Willen konnte sie nur für das Leben geschaffen worden sein. Vielleicht lag es auch daran, daß sie immer bei uns war. Sie fuhr nicht in Länder mit fremd klingenden Namen, um Vorträge zu halten.

Auf die Rückkehr meines Vaters warteten wir, indem wir die Nächte zählten. Für die weiten Reisen hatte Mama eine andere Methode erfunden. Auf einem Blatt Papier, das über dem Bett hing, hatte sie Kreise gemalt. Um den ersten Kreis zeichneten wir jeden Abend einen Strich. Am fünften Tag war daraus ein Männlein geworden. Papa kam zurück, als es davon ein, zwei oder drei gab. In der Schule erklärten wir unseren verblüfften Schulfreunden: „Noch zwei Männlein, dann ist Papa wieder da!"

Und Papa kam immer zurück – mit Geschichten voll von Personen, Landschaften, Begegnungen und wunderschönen Dingen. Bezaubert und ungläubig hörten wir ihm zu. In unserem Verkleidungskoffer haben wir Erinnerungen aufbewahrt: einen Kimono, österreichische Röcke, Lederpantoffeln, Halstücher aus chinesischer Seide, bemalte Holzlöffel aus Moskau …

Ist er wirklich für immer gegangen? Ich glaube es nicht. Auf seine Art und Weise füllt er unsere Schatztruhe weiter: Zuerst mit seinem Tod, den er am Ostermorgen wie eine siegreiche Erlösung durchlebte, nach einem langen, schon am Mittwoch der Karwoche beginnenden Todeskampf. Das erzähle ich später. Er wurde zum Vorsitzenden der Päpstlichen Akademie für das Leben[2] berufen und starb dreiunddreißig Tage nach der Bekanntmachung dieser Ernennung. Der Papst, der seinen Tod betrauerte, sagte dann zu meiner Schwester Anouk: „Aus menschlicher Sicht brauchten wir ihn so sehr. Vielleicht aber ist sein Tod ein Geschenk, das er der Akademie gemacht hat, für all diese Arbeit zugunsten des Lebens. Ist Christus nicht am Kreuz gestorben, um uns zu retten?"

Seit er von uns geschieden ist, gibt es immer mehr Zeichen. Seine Freunde und seine Kranken legen Zeugnisse ab, die uns Auskunft über einen Menschen geben, den wir nicht gekannt haben, da er strengste Diskretion über sein Berufsleben und seine Berufung als Arzt wahrte. Ein Freund, den ich seit zehn Jahren nicht mehr gesehen hatte, vertraute mir an: „Ich habe deinen Vater kaum gekannt, aber eines Tages haben wir einen Blick getauscht, und an diesem Tag haben wir uns alles gesagt. Seit seinem Tod bleibt er in mir lebendig, und ich denke ständig an ihn. Allein das wollte ich dir sagen. Und ich bin da, wenn du mich brauchst."

Diejenigen, die ihn gekannt haben, ihn manchmal nur einen Augenblick erlebt haben, haben ihn auch nicht vergessen. In Frankreich und im Ausland treffen wir Frauen und Männer, die seinen Weg nur einmal gekreuzt haben, sich aber an ein Wort, ein Lächeln oder eine Geste erinnern, die sie sehr berührt haben. Zeichen, ja, davon gibt es viele, aber Papa mochte Zeichen nicht. Also verstehen wir sie, als würde er mit einem leichten Hauch von Humor uns mit dem Auge zuzwinkern.

Wie könnt ihr glauben, daß er gegangen ist, da uns alles an ihn erinnert? Zum Weinen läßt er uns keine Zeit. Wir sind von der Post, den Telefonaten, den Reisen, die Mama an seiner Statt übernimmt, und den Projekten zur Fortsetzung seines Werks zum Wohl der Kranken überwältigt.

An der Kühlschranktür hängt ein farbiges Foto von Papa mit seinen so strahlenden himmelblauen Augen. Zwischen zwei Telefonaten und Briefen hält Mama inne und schaut ihn an: „Weißt du was? Du übertreibst! Siehst du nicht die viele Arbeit, die du uns machst?"

Wir sollen auf dem eingeschlagenen Weg fortfahren.

Suchet, so werdet ihr finden!

„Und laßt uns versuchen, allen die Fülle des Lebens, die wir Freiheit des Geistes nennen, zurückzugeben! Das ist eine Aufgabe für uns, unsere Nachfolger und deren Nachfolger."

Meine Schwester ist zehn Jahre alt. Die Lehrerin fragt sie in der Schule: „Weißt du, daß es einen großen Wissenschaftler in deiner Familie gibt?"

Karin stutzt und sagt kein Wort.

„Aber sicher, es ist jemand, der dir sehr nahesteht."

Karin sucht fieberhaft in ihrem Gedächtnis: „Vielleicht ist es mein Großvater. Er war Tierarzt und hat eine Behandlung für Kühe entwickelt."

„Du liegst falsch, mein Kind, es geht um deinen Vater."

Und so haben wir eines Tages erfahren, daß er ein geachteter und berühmter Wissenschaftler war. Selbstverständlich war uns die Trisomie 21 bekannt, von der Kinder das sogenannte mongoloide Gesicht haben. Es heißt auch, daß die Mongolen uns eine Retourkutsche verpaßten, indem sie behaupteten, ihre eigenen an der Trisomie 21 erkrankten Kinder würden uns ähneln.

Eines Tages zog uns Mama hübsche marineblaue Mäntel an und steckte eine goldene Spange in unser flatterndes Haar. Sie belehrte uns, brav zu sein. Wir fuhren mit der Metro und traten in einen großen Saal ein. Der Saal war voller Leute, eindrucksvolle Herren in schwarzen Roben, deren weite Ärmel umherschwirrten wie Wildvögel.

Dann trat Papa auf. Auch er war verkleidet. Er bestieg das Podium und begann zu sprechen. Das hat recht lange gedauert; die Leute hörten zu. Wir aber, um die Zeit totzuschlagen, zogen unsere weißen Strümpfe immer wieder hoch, wie es sich ziemt. Schließlich war Papa fertig. Es wurde still ... und dann gab es einen Riesenapplaus.

Wir hatten seiner Antrittsvorlesung beigewohnt. Mit achtunddreißig Jahren war er der jüngste Professor für Medizin in Frankreich, und der erste Lehrstuhl für Humangenetik in Frankreich war eigens für ihn gegründet worden.

Mein Vater hatte zwischen zwei Berufswegen geschwankt: Sollte er Landarzt oder lieber Chirurg werden? Nachdem er das Abitur mit fünfzehn Jahren glänzend bestanden hatte, fing er das Medizinstudium an, scheiterte aber mehrmals bei der internen Prüfung. Beim dritten Versuch begab er sich am Vormittag zu seiner Prüfung. In seine Gedanken tief versunken, fuhr er mit der Metro in die falsche Richtung, kam zu spät und stand vor verschlossenen Türen. Beschämt fuhr er nach Hause zurück und kehrte dem Beruf des Chirurgen endgültig den Rücken.

Als recht junger Externist kam er auf Professor Turpins Station[3] und entdeckte sehr früh seine wahre Berufung: die Krankheiten des Geistes erklären, verstehen und heilen, insbesondere jene eigenartige Krankheit, die den Betroffenen ein auffälliges Gesicht aufbürdet.

Zu dieser Zeit glaubte man, Syphilis sei die Ursache für Mongolismus. Die Krankheit war berüchtigt, und die Mütter waren die vermeintlich Schuldigen. Es hieß, ihr schlechtes Leben drücke sich auf dem Gesicht und in dem rückständigen Verhalten dieser armen kleinen, so häßlichen Kinder aus. Man sei gut beraten, die Straßenseite zu wechseln, wenn man einem begegnete; möglicherweise sei das ansteckend! Andere jedoch meinten, die Krankheit liege in den Genen. Nun, der Normalbürger mochte diese „Mongolenkinder" nicht, und die Eltern versteckten sie vor der Öffentlichkeit. Und überhaupt, was konnte man für sie tun? Sie waren schwachsinnig zur Welt gekommen für alle Zeit!

Auf Professor Turpins Station sah mein Vater die kranken Kinder; er untersuchte sie und versuchte die Krankheit zu verstehen. Das begeisterte ihn. Er wußte, daß es einen Schlüssel geben mußte, aber anderswo, an einem Ort, an dem bis jetzt noch niemand gesucht hatte. Über Biochemie und Genetik las er alles, was ihm in die Hände fiel. Da die Forscher schon damals oft in Englisch publizierten, lernte er die Sprache in wenigen Monaten mit der Assimil-Methode.[4] Nach kurzer Zeit sprach er fließend Englisch.

Die moderne Genetik gab es noch nicht, aber man wußte schon, daß der Mensch nur sechsundvierzig Chromosomen hat, der Affe seinerseits achtundvierzig. Mein Vater ahnte, daß der Mongolismus auf einen genetischen Defekt zurückzuführen sein müsse. Mit seinem Notmikroskop – Baujahr 1921, mit Silberpapier ausgebessert – machte er seine Entdeckung: Er wußte, daß die Chromosomen paarweise auftreten. Das eine wird von der Mutter, das andere vom Vater vererbt. Auch wußte er, daß es dreiundzwanzig Chromosomenpaare gibt. Die Paare sind identisch bis auf die Chromosomen, die die Geschlechtsbestimmung enthalten. Die Jungen haben ein XY, die Mädchen zwei X, die waren aber wie in einem Wollknäuel aufgewickelt. Ein japanischer Forscher hatte gerade eine Methode gefunden, sie auseinanderzudröseln und paarweise zu ordnen. So konnten sie leicht identifiziert werden.

Zusammen mit Marthe Gauthier,[5] die in den Vereinigten Staaten die Technik der Anordnung der Chromosomen auf einer Ebene erlernt hatte, forschte mein Vater an dem Karyotyp, dem genetischen Ausweis jeden Individuums.

Dank dieser Methode kam er zu der Feststellung, daß alle „Mongolenkinder" dasselbe genetische Merkmal aufwiesen: Bei ihnen war das

21. Chromosom nicht zweifach, sondern dreifach vorhanden. Künftig sollte man diese Krankheit als Trisomie 21 bezeichnen.

Er hätte sie auch die Lejeune-Krankheit nennen können, so wie viele andere Krankheiten nach dem Namen ihres jeweiligen Entdeckers benannt worden waren. Für ihn war aber die Hauptsache, daß er den Kranken und ihren Familien ihre Würde zurückgegeben hatte. Die Trisomie 21 war also ein rein genetischer Fehler, sie war nicht ansteckend und wurde nicht durch Syphilis ausgelöst. Ab jetzt würden die Leute nicht mehr die Straßenseite wechseln, um den Nachwuchs vor der Ansteckung zu bewahren, wenn ein betroffenes Kind mit seiner Mutter vorbeikäme. Nun erfuhren auch die Familien, daß sie an der Krankheit ihres Kindes keine Schuld trugen. Das Wort Mongolismus erinnerte zu sehr an die äußerliche Mißbildung. Ab sofort hatte jenes allzu auffällige und inakzeptable Unglück endlich einen Namen: Trisomie 21. Dieser Name lieferte die wirkliche Erklärung.

Durch diese Entdeckung wurden die Eltern von der Last der Schuld befreit. Gesicht und Geist ihres Kindes, das sie trotz allem liebten, waren von einem genetischen Fehler betroffen. Nichtsdestotrotz war es ihr Kind, nach ihrem Bilde.

Oft sagen Mütter über ihr Kind mit Trisomie 21: „Es ist nicht vollendet." Das ist eine vielsagende Beschreibung. Der fehlende letzte Schliff, die nicht abgeschlossene Vollendung des Individuums machen die Unvollkommenheit aus, als wäre das Werk mit schlechten Werkzeugen geformt worden, als wäre die Musik des Lebens auf eine beschädigte Schallplatte geschrieben worden.

Und so ist es auch. Die Chromosomen eines Kindes mit Trisomie 21 sind absolut normal. Die Entschlüsselung funktioniert aber nicht richtig, und dadurch entsteht immer dasselbe Erscheinungsbild mit Verlangsamungen und Unvollkommenheiten in der Entwicklung des Individuums. Wenn es möglich wäre, dieses überflüssige Chromosom auf eine selektive Art auszuschalten, wäre das Individuum wie ich oder Sie. Aktuell ist dies noch nicht möglich, aber auch die Tuberkulose war vor einigen Jahrzehnten eine unheilbare Krankheit.

Und wie sah es mit der Tollwut aus, die die Kinder wahnsinnig machte? Manche Ärzte erstickten sie zwischen zwei Matratzen, um ihnen die Leiden zu ersparen. Pasteur versuchte, sie mit allen Mitteln zu retten. Haben diejenigen Ärzte, die sie mit gutem Gewissen ins Reich der Toten beförderten, etwa die Wissenschaft vorangebracht? Nein, das haben vielmehr jene getan, die vor Krankheit, Leid und Tod nicht kapitulieren wollten. Ein Arzt, ein Forscher ist ein intelligenter Mensch, der an der Hoffnung festhält. Man kann immer verstehen, vorankommen, um den Schmerz zu lindern und dem Leben zum Sieg zu verhelfen. Der Tod seinerseits kommt früh genug.

Die erste chromosomenbedingte Krankheit hat mein Vater im Monat Juni entdeckt, ein paar Tage vor der geplanten Fahrt nach Dänemark zusammen mit seiner Frau und seinen Kindern. Am Steuer sagte er immer wieder: „Ich hab's, ich bin sicher, daß ich die Lösung gefunden habe!"

Wieder in Frankreich angekommen, machte er sich an die Überprüfung seiner Hypothese und reiste von einem wissenschaftlichen Kongreß zum anderen. Zu dieser Zeit war er auf Grund seiner Forschungsarbeit über die Auswirkungen nuklearer Strahlungen schon ein renommierter junger Genetiker insbesondere in internationalen Organisationen wie den Vereinten Nationen. Seine Entdeckung stellte er den bekanntesten amerikanischen Forschern vor. Aber er war recht jung, seine Wissenschaft war für alle Neuland, und man hörte ihm schmunzelnd zu.

Erst im Januar 1959 veröffentlichte er zusammen mit Marthe Gauthier und Raymond Turpin seine Entdeckung. Acht Monate lang hatte er jedem, der ihm zuhören wollte, erklärt, was er entdeckt hatte.

Irgendwer hätte sich seine Entdeckung einfach aneignen können, es hatte ihn aber keiner ernst genommen.

Mit der Unterstützung von Marie-Odile Réthoré,[6] der Begleiterin all seiner Arbeiten, die heute Mitglied der Académie de médecine[7] ist, untersuchte er seine Kranken weiter. Zu diesem Zeitpunkt wurde die Genetik von der Verwaltung noch ignoriert. Aus diesem Grund haben die beiden ein paar Jahre lang fiktive Syphilistests unterschrieben, um das Labor weiterbetreiben zu können.

„Weil die Verwaltung über keine Nomenklatur für die Karyogramme[8] und neuesten Gentests, die wir durchführten, verfügte, mußten wir mogeln. Das bringt uns zum Nachdenken über die Zuverlässigkeit der amtlichen medizinischen Statistiken. Daß die Familien davon nichts wußten, versteht sich von selbst. Wir aber wußten, daß Syphilis in der Trisomie keine Rolle spielte. Warum wurden die Familien darüber im Zweifel gelassen, obwohl es sich ausschließlich um das Aufrechterhalten des Labors handelte?" erzählte Marie-Odile Réthoré.

Jener entscheidenden Veröffentlichung folgten weitere Entdekkungen wie das Katzenschrei-Syndrom, die Monosomie 9, das Pätau-Syndrom usw.[9] Und dann noch der Ruhm! Daß er den Nobelpreis bekommen würde, lag auf der Hand. Er hatte nicht nur eine grundlegende Entdeckung gemacht, sondern auch zukünftigen Generationen von Forschern die Tore der Genetik geöffnet.

Allerdings war Jérôme aus der Not heraus Forscher geworden. Weil er seine Kranken heilen wollte, mußte er die Krankheit verstehen. Sollte er diesen Weg der Forschung weitergehen, der zwar spannend war, aber den Kranken kurzfristig keine Erleichterung brachte? Dreimal die Woche hielt er eine Sprechstunde, empfing stundenlang die Patienten mit ihren Eltern. Für sie kämpfte er. Er wußte, daß sie nicht warten konnten.

Also wagt er sich auf ein Forschungsgebiet, das bei weitem nicht zu den prestigeträchtigsten zählte. Eines Tages kommt er nach der Sprechstunde heim und sagt zu Mama: „Ich könnte mich wohl jahrelang mit der Erforschung der genetischen Ursache von zahlreichen, immer seltener auftretenden Krankheiten beschäftigen, aber ich bin überzeugt, daß alles zusammenhängt. Wenn ich herausfinde, wie man die Trisomie 21 heilen kann, wird der Weg für die Behandlung aller anderen genetischen Krankheiten geebnet sein. Darauf warten die Patienten; ich muß es herausfinden."

Der Versuch, die biochemischen Vorgänge aufzuklären, die zu Intelligenz- und Verhaltensstörungen führen, sollte fortan all seine Zeit in Anspruch nehmen.

Seiner Zeit war er eine Nasenlänge voraus, als er die Auffassung vertrat, der Autismus sei keine psychische, durch ein etwaiges Fehlverhalten der Mutter bedingte Krankheit, sondern habe höchstwahrscheinlich auch eine organische Ursache. Neue Akzente in der Medizin setzte er auch noch, als er die entscheidende Rolle der Folsäure [10] in der Entwicklung der jungen Kinder erkannte. Er verschrieb sie seinen Patienten, und es ging ihnen besser; seinen Töchtern verschrieb er sie in der Schwangerschaft. Seine wissenschaftlichen Kollegen spöttelten: „Deine Forschungsarbeit über die Folsäure bringt dich auf keinen grünen Zweig. Du irrst." Da er mittlerweile Stellung gegen die Abtreibung bezogen hatte, sollte jeder seiner Ansätze von Anfang an scharf kritisiert werden.

Heutzutage jedoch wird den schwangeren Frauen Folsäure von den meisten Gynäkologen verschrieben. Zehn Jahre nach den wissenschaftlichen Recherchen meines Vaters erkannten die Fachpresse und sogar auch die Massenmedien die nicht zu leugnende Wirksamkeit der Folsäure zur Vorbeugung der Spina bifida.[11] Doch der Name meines Vaters tauchte nirgendwo auf, aber das war ihm gleichgültig.

Ihm war nur wichtig, daß seine Hypothesen im nachhinein von anderen für zutreffend erklärt wurden. Das bedeutete, daß er all diese Jahre nicht umsonst gearbeitet hatte!

Doch das Leben eines Forschers birgt auch viele Enttäuschungen in sich. Wie oft ist er mit dem Gefühl nach Hause zurückgekommen, etwas Entscheidendes entdeckt zu haben. Manchmal hatte er sich getäuscht, oft handelte es sich nur um einen kleinen Fortschritt, jedenfalls nichts Entscheidendes.

Die Forschung meines Vaters war eine bunte Mischung aus Talent, Bastelarbeit und Kreativität. Er pflegte zu sagen: „Zur Überwindung einer Schwierigkeit muß sich der Forscher anschicken, sie einzukreisen, bis er den Zugang findet."

Aber in der Forschung ist es wie im Krieg: Das Detail ist das A und O.

Mein Vater erfuhr auch jämmerliche Niederlagen. Er hatte zum Beispiel große Hoffnungen auf eine biochemische Substanz gesetzt und einen Test bei seinen Kranken durchgeführt; manche erhielten das zu testende Medikament, andere das äußerlich identische Placebo. Zwei Monate später sah er seine Patienten wieder. Im Vergleich zu den anderen Patienten wiesen die behandelten Patienten ein größeres Wachstum des Kopfumfangs auf. Die Eltern meinten auch, es ginge den Kindern besser als vorher. Jedoch hatte sich der Kopfumfang zwei Monate später nicht weiterentwickelt. Was für eine Enttäuschung!

Er brauchte sehr viel Zeit, der Geschichte auf den Grund zu gehen. Gewöhnlich hatte er seine Sprechstunde im Krankenhaus, aber durch eine Verkettung von Umständen hatten die behandelten Patienten ihren ersten Termin in der Fakultät bekommen. Nun aber war das Maßband in der Fakultät um einen Zentimeter kürzer als das Maßband im Krankenhaus ... Damit hatte sich seine Hoffnung zerschlagen. Darüber konnte er freilich nur lachen. Diese kleine Geschichte hat er selber an einem Sommertag schriftlich festgehalten, ohne es uns zu sagen. Nach seinem Tod sind wir darauf gestoßen. Gewiß hat er aus ihr die heilsame Lehre der Demut gezogen.

Das Forscherleben kennt Licht und Schatten. Seine Kraft schöpfte er aus dem Blick der kranken Kinder, die sich ganz auf ihn verließen, und es traf ihn aus der Tiefe ihres Leids etwas sehr Berührendes: ein grenzenloses Vertrauen, ohne Hintergedanken. Er war ihr Arzt, gleichsam ihr Eigentum. „Mein Professor", so nannten sie ihn, werde ihr Schicksal etwas gnädiger gestalten, und dessen waren sie sich ganz sicher.

Kann man angesichts solcher Ergebenheit etwas anderes tun, als pausenlos weiterzumachen? Er hatte stets das Gefühl, daß all sein Tun und Wirken zu gering war. Gerne erinnerte er an das Wort von Monsieur Vincent,[12] den die Königin gefragt hatte: „Was soll man für seinen Nächsten tun?"

„Noch mehr!"

Mit den Augen des Kindes

„Laßt es am Leben, es wird denken: Das ist das Los der Menschen."

Papa hat einen Bart, den er sonntags akribisch mit einer Nagelschere stutzt. Die besagte Nagelschere ist hinter der Tür eines Wandschranks im Badezimmer versteckt, damit kein Kind sie zum Schneiden eines Holzbretts oder eines Drahts gebrauche (es hieß, die Schere würde es nicht mögen). Sein Haar ist nach hinten frisiert und seine hohe Stirn ist von den grau werdenden Haaren an den Schläfen eingerahmt. Ich finde, daß es ihn klug aussehen läßt. Was aber bei Papa besonders auffällt, ist sein Blick. Seine großen, blauen, etwas kugeligen Augen sprühen vor Intelligenz und Humor; sie schauen einen zutiefst liebevoll an. Wer hat denn behauptet, daß blaue Augen kalt wirken? Meines Vaters Augen sind warm. Es sind auch fordernde Augen, denn sie sind wahrheitsliebend. Unablässig suchen sie das Warum und das Wie der Dinge, die sie sehen. Wie aber vermag dieser Blick eines Wissenschaftlers und Forschers solch eine Güte auszustrahlen?

Die Antwort ist einfach, und für uns, seine Kinder, die ihn jeden Tag sahen, ist es sonnenklar: Mein Vater war nämlich ein kontemplativer Mann und ein Mann des Staunens. Er wurde nie müde, uns zu erklären, daß der einzig wahre Unterschied zwischen Menschen und Affen in der Fähigkeit bestehe, etwas zu bewundern. Lieben, das können Tiere schon: Sie erfahren Treue, Zärtlichkeit und sogar Kummer. Verstehen, das können sie auch: Sie verstehen die Sprache. Kommt etwa ein Hund nicht gelaufen, wenn man nach ihm ruft? Sie verfügen über Zeichen und eigene Regeln, auch sind sie imstande, gewisse Gegenstände wie Werkzeuge zu benutzen.

Wenn es aber darum geht, einen Sonnenuntergang zu bewundern, das Schöne zu beschauen, das Unendliche wahrzunehmen und also die eigene irdische Existenz zu reflektieren, nun, diese Gnade steht allein dem Menschen zu.

Kurz vor seinem Tod wollte mein Vater, der sonst sehr selten fernsah, im Krankenhaus eine Sendung über die Raumfahrtmission anschauen, deren Ziel die Korrektur der Herstellungsfehler des Hubble-Satelliten war. Da staunte er darüber, daß so viel Kraft und so viel Geld, solch große schöpferische Geistesressourcen allein um des Wissens willen in den Dienst jener Mission gestellt worden waren. Darin sah er die wirkliche geistige Größe des Menschen.

Mein Vater war schlank und von mittlerer Gestalt. Seine natürliche Eleganz wurde, gelinde gesagt, nicht von seiner Kleidung betont. Er trug seine Anzüge so lange, bis der Hosenboden auf dem Sattel seines Fahrrads den Stoff aufgab, und brachte Mama zur Verzweiflung, weil er es nach zehn Jahren noch nicht für notwendig hielt, sich einen neuen Anzug zu kaufen. Er besaß einen schönen marineblauen Anzug, den er Anfang der sechziger Jahre anläßlich seiner Ernennung zum Professor der Medizin erworben hatte. Diesen sollte er noch ein paar Wochen vor seinem Tod, bei seinem letzten Gang in die Académie de médecine, tragen. Wenn eine seiner Töchter laut auflachend sagte: „Papa, du bist ganz aus der Mode!", entgegnete er: „Aber nein, mein Liebling, ich habe die Nase vorn. In zehn Jahren wird das Mode sein!"

Wir lachten und zogen ihn zärtlich damit auf.

Wie oft hörten wir von Vätern und Müttern unserer Freundinnen die mitleidigen Worte: „Wie schwer muß es für euch Kinder sein, einen berühmten Vater mit einer so starken Persönlichkeit zu haben, der diese vielen Vorträge in der ganzen Welt hält!"

Sie waren ahnungslos.

Sie ahnten nicht, daß der herausragende Medizinprofessor aus fester Überzeugung an erster Stelle ein Vater und ein Ehemann war. Mit ihm und Mama haben wir eine großartige Kindheit erlebt.

Während mein Vater den Tag bei seinen Kranken und deren Eltern verbrachte, ihr Leid lindernd, während er Stunden an einem Mikroskop und am Computer saß und bei der Suche nach dem Schlüssel zur Heilung der Krankheit verharrte, durch die Welt reiste, großzügig und unermüdlich sein Wissen und seine Kompetenz darbot, während er die Schmähungen des Gesinnungsdiktats erduldete und über die menschliche Natur und das göttliche Werk sann, ja, auch in dieser Zeit liebte er uns.

Jeden Tag kam mein Vater nach Hause und aß mit seinen Kindern zu Mittag. Für uns verzichtete er auf all die sogenannten Geschäftsessen, bei welchen nützliche Kontakte für eine vielversprechende Zukunft des Forschers und Arztes gepflegt werden. Jeden Abend war er um 19 Uhr 30 zum Abendessen wieder daheim. Die wenigsten Kinder haben heutzutage das Privileg, die drei Hauptmahlzeiten mit ihren beiden Eltern einzunehmen. Das Mittagessen ging schnell vorüber, denn wir mußten alle entweder in die Schule oder an die Arbeit zurückgehen. Abends hatten wir mehr Zeit, und Mama eröffnete das Abendessen immer mit diesen an Papa gerichteten Fragen: „Wen hast du gesehen? Wer hat dir was erzählt?“

Da berichtete Papa von seinem Tag, den Begegnungen und Treffen, auch sprach er über seine Arbeit. Dies lieferte Stoff für viele Gespräche, in denen wir die Welt neu erfanden. Im Pubertätsalter bedeutete es für uns eine wahre Öffnung des Geistes, und meine Eltern legten großen Wert auf den Gedankenaustausch.

Sehr oft empfingen meine Eltern zum Mittag- oder Abendessen Freunde, Arbeitskollegen meines Vaters oder Leute aus der ganzen Welt.

Sehr früh wurden wir in diese Essensgemeinschaft einbezogen, wenn wir es wünschten. Auf diese Weise konnten wir sehr viele führende Persönlichkeiten aus Frankreich und aus dem Ausland kennen- und schätzenlernen. Noch heute erinnern sie sich an das alte, im Mittelalter erbaute Giebelhaus, das aber zweckmäßig, ohne großen Komfort eingerichtet war und in dem Kinder, eine sympathische Unordnung und eine immerwährende Gastfreundschaft herrschten.

Es war das Haus des lieben Gottes,[13] in dem alle Freunde zum Essen, zum Schlafen, einmal für eine Nacht, einmal für mehrere Monate aufgenommen wurden. Mama war völlig verwirrt, wenn sie ausnahmsweise nur für zwei oder drei Personen kochen mußte. Jedes Jahr wurden Dutzende Dänen aus Mamas Heimatdorf, die Urlaub in Frankreich machten, während ihres Aufenthalts in der Rue Galande in Vollpension aufgenommen. Papa gab sein Bestes inmitten dieser Riesen, die drei Baguettes am Tag verzehrten und höchstens ein paar Brocken Französisch, diese jedoch mit größter Liebenswürdigkeit sprachen.

Manche von ihnen schätzten wohl das gute Essen, den freundlichen Empfang und die angenehme Gesellschaft. Sie konnten den ganzen Winter über bleiben, bis sie von anderen Besuchern vertrieben wurden. Am allerschlimmsten aber war ihr Versuch, Mama, die davon nichts wissen wollte, finanziell entschädigen zu wollen. Dann verschworen sie sich mit ihr mit dem Ziel, das Wohnzimmer oder die Küche neu zu streichen. Abends kam Papa zurück und fand die Wohnung durcheinander. Er wußte nur zu gut, daß der Spalt in der Wand über dem Sofa nach einem Monat erneut zum Vorschein kommen würde, da das uralte Haus sich setzte. Da er gütig war und eine Engelsgeduld hatte, sagte er kein Wort.

Auch erinnere ich mich an Rückreisen am Wochenende oder nach dem Urlaub oder nach anderen Ausflügen, wenn wir sonntags abends aus heiterem Himmel zu zehnt oder fünfzehnt, völlig verdreckt, zum Abendessen nach Hause kamen. Ich sehe, wie Mama uns mit offenen Armen empfing, Lebensmittel aus der Tiefkühltruhe holte, um dem Überfall gerecht zu werden. Und Papa kam mit seinem strahlenden Lächeln die Treppe herunter, gesellte sich zu uns und hörte der Erzählung unserer Abenteuer zu.

Wenn das Essen gerichtet war, zog er sich dann unauffällig mit meiner Mutter zurück, damit wir uns ganz ungezwungen unter Freunden unterhalten konnten. Meistens aber wurde er von unseren Freunden zurückgehalten, denn sie waren von seiner Bildung, seiner Beredsamkeit und seiner sehr großen Lebens- und Menschenerfahrung gefesselt und wollten ihn reden hören.

Wie alle Papas der Welt gab er uns zärtliche Kosenamen, was uns manchmal ärgerte. So zeigten sich seine Zärtlichkeit und auch seine neckische Ader. Zu uns sagte er: „Siehst du, so kann ich eure Vornamen unmöglich durcheinanderbringen!“

Nie, wahrlich nie, hat sich Papa aus Zeitmangel geweigert, auf eine unserer Fragen zu antworten. Und ich, die manchmal meine eigenen Kinder anflehe, mich in Ruhe zu lassen, denke oft daran, daß wir ihm wohl unzählige Male auf die Nerven gegangen sind, als wir klein waren. Ich sehe ihn vor mir, wie er mit äußerster Konzentration las oder einen Text schrieb, als wir auf ihn losstürmten: „Papa, kannst du bitte mein Cowboykostüm flicken?“ Als er merkte, daß es für uns sehr wichtig war, antwortete er etwa nicht: „Später! Siehst du nicht, daß du mich störst?“, sondern er legte den Text seines Vortrags oder seine wissenschaftlichen Berechnungen zur Seite. Er reparierte einen Fahrradreifen, bastelte einen Bogen, besserte die kaputte Puppe mit Klebstoff aus und beantwortete unsere dümmsten Fragen. „Papa, hast du im Dreißigjährigen Krieg gekämpft? … Warum sind wir geboren? … Warum regnet es? … Wozu sind die Sterne da?“ Stets bekamen wir, wie übrigens auch unsere eigenen Kinder, die es uns nachgemacht haben, eine Antwort. Und nun sind wir sehr unglücklich darüber, daß wir nicht mehr sagen können: „Wir fragen mal den Papa."

Ja, es ist wahr, Papa wußte alle diese Dinge und noch viel mehr. Er besaß, was man früher die Bildung des *honnête homme*[14] nannte. Er konnte Griechisch und Latein lesen, kannte alle klassischen Autoren, schätzte Malerei und Musik und ernährte sich geradezu von Philosophie und Theologie. In Geschichte war er unschlagbar, er begeisterte sich für die Antike.

Er liebte mathematische Spiele und befaßte sich jahrzehntelang in seinen Mußestunden mit einem Mathematikerpriester aus dem achtzehnten Jahrhundert namens Mascheroni (den wir Dummköpfe Makkaroni nannten), dem Erfinder der geometrischen Konstruktion allein mit dem Zirkel.[15] Die Übung bestand darin, geometrische Formen nur mit Hilfe eines Zirkels, ohne Lineal, also ohne gerade Linie, zu konstruieren. An einem Abend kam Papa triumphierend auf uns zu, weil er es geschafft hatte, eine komplexe geometrische Form mit dem Zirkel zu zeichnen, während Mascheroni, der Meister auf diesem Gebiet, in seinem Buch zu dem Schluß gekommen war, dies sei unmöglich. Meinen Vater trumpfte mit der Ansicht auf, daß etwas viel schöner sei, wenn es keinen Zweck habe, und genau das regte meine Mutter auf.

Mein Vater liebte es, uns die Dinge verständlich zu machen. Das Wissen sah er nicht als eine Eigenschaft der Macht, sondern es war für ihn wie eine Gemeinschaft. Mehr noch, er erklärte nicht, er erzählte. Und welches Kind hat das Geschichtenerzählen denn nicht gern? Er konnte wie kein anderer in Gleichnissen reden. Das Buch des Lebens, aus dem er uns vorlas, bestand aus Farben, Bildern und Klängen, die plötzlich Gestalt annahmen. Schade, daß unsere Physik-, Biologie- oder Mathematiklehrer nicht immer die bildhaften Beschreibungen mochten, die wir von den Erklärungen unseres Vaters herleiteten. Das hat uns Sechser beschert! Trotzdem waren wir glücklich. Denn ohne die Lektion auswendig gelernt zu haben, hatten wir sie doch verstanden. Wir konnten obendrein Papa sagen, daß *er* eine Sechs in Mathe bekommen habe!

In allererster Linie war er ein Poet! Durch die Brille des Künstlers las er in der Welt der Menschen, im Spiegel der Seele. Da er eine musizierende Mutter und zwei Maler-Brüder hatte, betrachtete er die Kunst als die höchste Ausdrucksform des menschlichen Schaffens.

Seine Vorträge, sogar die fachlichen, bargen immer eine metaphorische Komponente in sich, auf daß der Text anschaulicher werde und so leichter in das Zentrum des Verstandes ziele. Seine sanfte Stimme unterstrich seine großartige, fast jubilierende Redekunst, wobei seine poetische Begabung mit einem feinen Humor gepaart blieb. Selbst die schwierigste wissenschaftliche Theorie konnte von einem unerfahrenen Laien intuitiv und leicht erfaßt werden.

Arzt der Menschen, Arzt der Seelen

> *„Unsere Intelligenz ist nicht nur eine abstrakte Maschine, nein, sie hat auch in einem Körper Wohnung genommen. Das Herz ist ebenso wichtig wie der Verstand oder genauer gesagt: Der Verstand ist rein gar nichts ohne das Herz."*

Als frischgebackener Arzt machte Papa im Sommer Vertretungen auf dem Land, um sein Brot zu verdienen. Mit Mama zog er ins Departement Cher. Er klapperte die Dörfer ab. Aus dieser Zeit sollte ihm eine Sammlung von vielen starken und packenden Geschichten für immer in Erinnerung bleiben. Dort machte er sich nicht nur mit der Allgemeinmedizin, sondern auch mit dem Leben und dem Fühlen der Menschen vertraut. Der Beruf des Landarztes hat ihm eine große menschliche und berufliche Bereicherung gebracht, und danach sollte er sich sein Leben lang zurücksehnen. Das war im Grunde der Beruf, den er am liebsten ausgeübt hätte.

Ein Erlebnis prägte ihn ganz besonders. In jener Gegend waren die Straßen sehr unzugänglich, eng und kurvenreich. Er wurde zu einer Entbindung gerufen. Er kommt in einen großen Bauernhof. Am Bett der jungen Frau, die schon in den Wehen liegt, trifft er auf die ganze Familie. Alles sieht gut aus. Die Gebärende ist körperlich in guter Verfassung, stark und tapfer. Ihm fallen aber die schwarzen, traurigen Augen ihrer Mutter auf, welche ihm bei den Vorbereitungen für die Geburt hilft. Die Geburt verläuft gut, es ist ein prächtiger Junge. Doch es gibt einen toten Zwillingsbruder. Papa will die Ausschabung nicht im

Haus machen, denn die Mutter würde zu arg leiden. Also beschließt er, die junge Frau und ihren Mann ins Krankenhaus zu fahren.

Zum Abschied folgt ihnen die alte Frau, und auf dem Hof sagt sie zu meinem Vater: „Sie wird sterben." Mein Vater protestiert. Da antwortet sie: „Ich weiß, daß sie sterben wird. Dagegen können Sie nichts tun." Er setzt seinen Weg fort, und ein unsinniges Angstgefühl beschleicht ihn, während er das junge Ehepaar zum nächstgelegenen Krankenhaus fährt.

Als sie dort eintreffen, will die junge Frau nicht aussteigen. Sie möchte in eine andere, weiter weg gelegene Klinik, die sie kennt. Sie bleibt stur, und Papa setzt sich wieder ans Steuer. Die Straße ist in einem sehr schlechten Zustand, und er braucht viel Zeit mit seinem alten 4 CV, eine Zeit, die ihm wie eine halbe Ewigkeit vorkommt. Schließlich treffen sie ein und bringen die junge Frau in die Klinik. Sie wird von dem Belegteam übernommen. Als er am frühen Morgen des nächsten Tages wiederkehrt, erfährt er, daß sie gestorben ist. Ihre Mutter weinte und sagte: „Ich habe es doch gewußt, ich habe es gesehen." Er, der Arzt, der so viele, oft schwierigere Geburten begleitet hatte, hat nichts geahnt.

Mein Vater war Arzt mit Leib und Seele. Alles reizte ihn an dieser Berufung: Die Betreuung der Kranken, der Dialog mit den Familien und auch der wissenschaftliche Aspekt. Es ging darum, den menschlichen Körper, dessen subtile Wechselwirkungen und den Ursprung des Lebens zu verstehen. Dies brachte ihn zum Nachzudenken und rief stets ein Staunen in ihm hervor. Was für eine wunderbare und hochkomplexe Maschine, die uns am Leben erhielt, war doch dieser Körper!

Als Arzt derjenigen Menschen, deren geistige Entwicklung eingeschränkt war, lebte er inmitten eines ungeheuren Leids. Es ist nämlich ein Leiden, das dem Kranken verwehrt, ganz er selbst zu sein. Sehr schnell wurde er, ohne sich dessen bewußt zu sein, zu einem Arzt der Seelen.

Oft wurde er zu jungen Eltern gerufen, die gerade erfahren hatten, daß ihr Kind nicht wie die anderen war. Oft war er darüber erschüttert, daß zum Schicksal der Geburt eines Kindes mit einer Behinderung auch noch die nüchterne, technische und oft grausame Vermittlung der Diagnose durch die Ärzte hinzukam.

„Ihr Kind ist ein Monster. Es wäre besser für das Kind, wenn es nicht lebte".

„Haben Sie sein Gesicht gesehen? Das ist ein mongoloides Kind. Ich rate Ihnen, es nicht zu behalten."

Es kam auch vor, daß der Arzt sich verstellte: „Aber nein, Ihrem Sohn geht es ganz gut. Sie machen sich umsonst Sorgen."

Später kam jener unglückselige Vormittag, an dem der Klinikchef mit seinen Assistenten erschien. Mit ernster Miene beugten sie sich über das Kind, redeten in ihrer Fachsprache und gingen wieder weg: „Wir veranlassen weitere Untersuchungen." Angsterfüllte Tage verstrichen, bis die Eltern schließlich von einem anonymen Labor die grausame Wahrheit erfuhren.

Mein Vater hörte weitere ähnliche Zeugnisse, tausende davon. Mit anderen Eltern ging man zum Glück bei der Diagnosestellung besser um. Mein Vater seinerseits scheute keine Mühe und keine Zeit; er ging zu den bestürzten jungen Eltern, um mit ihnen zu reden, ihnen die Wahrheit zu sagen, die ganze Wahrheit über die Krankheit ihres Kindes: Wie die Zukunft aussehen werde, wozu es fähig sein werde. Den Eltern gab er Ratschläge, um sie darüber aufzuklären, was sie für ihr Kind machen konnten.

Nach dem Tod von Jérôme Lejeune erreichte uns eine Flut von Erlebnisberichten. Da er sich die Schweigepflicht sehr zu Herzen nahm, sprach er kaum über seine Begegnungen mit den Kranken. Wir sprachen ihn höchstens darauf an, wenn er an manchen Tagen sorgenvoll nach Hause kam, und da gab er oft nur karge Antworten: „Ich habe einen Patienten, dem es gar nicht gut geht. Ich mache mir Sorgen."

Später wird Professor Dr. Lucien Israël[16] sich folgendermaßen äußern: „Die Beziehungen, die Professor Lejeune zu seinen Kranken pflegte, sind wahrhaft legendär."

Da mein Vater auf seiner Station der Vorstand war, hätte er wie alle seine Kollegen entweder in der Stadt oder im Krankenhaus eine private Sprechstunde halten können. Das hat er nie gewollt, da er meinte, er sei im Dienst der Kranken, und der Staat würde ihm mit seinem Gehalt ein anständiges Leben sichern, so daß er keine anderen Wege suchen müsse, um zu mehr Geld zu kommen. Die Patienten, die aus der ganzen Welt kamen, waren manchmal sehr überrascht, daß sie nur die 130 Francs, den Preis für eine fachärztliche Sprechstunde, zahlen mußten. Wir sind nie reich geworden, aber arm waren wir auch nicht. Uns wollte er nur eine angemessene Erziehung zuteil werden lassen, das war das Wesentliche für ihn. Doch hat unsere Familie zum Beispiel nie Wintersporturlaub gemacht; wir konnten es uns nicht leisten.

Eines Tages sind mein Mann und ich von einem bekannten pensionierten Professor der Medizin eingeladen worden, der im Krankenhaus Necker tätig gewesen war. Er war Antiquitätenliebhaber, und der Ruhm, den er in seinem Fachbereich genoß, hatte ihm ein großes Vermögen erbracht. Lächelnd empfing er mich und sagte mir: „Ich habe große Achtung vor ihrem Vater, aber der Unterschied zwischen ihm und mir bestand darin, daß ich mit dem Ferrari ins Krankenhaus fuhr und er mit dem Fahrrad!"

Wenn ein Paar meinen Vater zum ersten Mal mit seinem Kind besuchte, hatte es meistens die Behinderung gerade erst erfahren. Die Eltern waren ratlos, besorgt und erschöpft. Viele, viele Eltern erzählten: „Für uns sah die Zukunft schwarz aus. Wir fühlten uns unfähig, dieses

Kind, das unser Glück zerstören würde, zu behalten, und gleichzeitig unfähig, es aufzugeben. Nach den Untersuchungen wurde uns die Diagnose mitgeteilt. Wir empfanden nach und nach Abscheu vor diesem Kind und vor uns selbst, da wir es verabscheuten. Es ist doch unschuldig! Nun haben wir uns entschieden, diesen renommierten Professor in Paris in einem großen Krankenhaus zu treffen. Das ist einschüchternd und gleichzeitig beruhigend. Dabei denkt man doch bei sich, daß es nichts bringt, denn das Kind wird ein schlechtes Leben haben.

Der Professor empfängt uns mit einem Lächeln. Er ist höflich, freundlich, aber stets respektvoll. Er wendet sich dem Baby zu, fragt nach seinem Vornamen und ruft ihm zu ‚Kleiner Pierre, kommst du mit?' Da nimmt er ihn in die Arme, bittet die Mutter, den weißen Kittel anzuziehen und bietet ihr einen Stuhl an. Sie setzt sich, er gibt ihr den kleinen Pierre auf den Schoß, setzt sich ihr und dem Vater gegenüber und untersucht das Kind auf dem Schoß seiner Mutter. Für uns sind diese einfachen Gesten eine echte Offenbarung. Ein Kranker ist das nicht, den der Arzt untersucht, sondern unser Kind!

Dann erklärt er uns alles: Was das für eine Krankheit ist und wie die Zukunft für das Kind und uns selbst aussieht. Er beruhigt uns, beantwortet alle unsere Fragen und fängt unsere Ängste auf.

Vor dem Abschied sagt er uns: ‚Wenn Sie es wünschen, kommen Sie zur nächsten Untersuchung mit den älteren Schwestern! Auch sie haben ein Recht, die Krankheit kennenzulernen und sie zu verstehen.' In ausgeglichener Verfassung gehen wir mit unserem Baby fort. Dank Professor Lejeune sind wir auf die Spur der elterlichen Liebe gekommen."

Auf diese Art begleitete er Eltern mit Geschwistern, die zur Untersuchung des kleinen Bruders oder der kleinen Schwester mitkamen. Er erinnerte sich ganz genau an jeden einzelnen seiner Kranken, den er bei dessen Namen nennen konnte. Er beobachtete weiter, wie die Kinder sich entwickelten, ihre kleinen Ärgernisse und ihre Siege.

Ich erinnere mich: Als wir klein waren, schauten uns seine blauen Augen oft lange, voll Zärtlichkeit und Dankbarkeit an. Wir liebten seine stille Liebe. Jetzt weiß ich, was er in seinem Innersten dachte: „Wie sind meine Kinder glücklich, weil sie nicht krank sind! Herr, ich danke Dir, daß Du mir dieses Glück beschert hast."

Er kostete dieses unbeschreibliche Glück in vollen Zügen aus, da er besser als andere dessen Wert ermessen konnte. Auch wir haben gesundheitliche Probleme, teilweise schlimme Beschwerden, gehabt. Manchmal haben sie ihn sicher sehr belastet, aber er wußte, daß die Behinderung ein Kreuz ist, das man Tag für Tag, pausenlos trägt. An freudigen wie an traurigen Tagen ist es immer da.

Seine Kranken nannte er „die enterbten Armen". Enterbt waren sie, weil ihr genetisches Erbe nicht vollkommen war, und Arme waren es, weil sie die ungeliebten Kinder der Leistungs- und Scheingesellschaft waren. Wenn man sah, wie sehr er sie in sein Herz geschlossen hatte, stellte man sich zwangsläufig die Frage, wieso die Kinder, die in den Augen mancher Menschen häßlich aussehen und in ihrer Intelligenz beeinträchtigt sind, solch eine Liebe zu erwecken vermochten. Die Antwort hat uns Céline, ein kleines Mädchen mit Trisomie 21, gegeben. Sie hat ein kleines Gedicht zu Ehren ihres Professors geschrieben:

Lieber Gott, von Herzen bitt' ich Dich,
gib auf „meinen lieben Freund" schön acht.
Meiner Familie gefall' ich nicht.
Er aber findet mich nicht häßlich,
weil er mein Herz kennt, darüber wacht.
Es gibt schöne Menschen, wahrlich!
Sind sie aber wirklich schön,
wenn sie so überheblich tun?

Mein Vater wurde zu jeder Zeit, ob Tag oder Nacht, angerufen, um einen Termin zu vereinbaren oder Rat bei ihm zu holen: Eine schwangere Frau, die bei einer Ultraschalluntersuchung gerade erfahren hatte, daß es ein „Risiko" gab, Eltern, deren gesundes normales Kind sich einem chirurgischen Eingriff oder einer schweren Behandlung unterziehen mußte, oder Eltern, die eine Diagnose beunruhigte. Oft riefen Freunde von Freunden an: „Ich habe eine Freundin, die sich Sorgen macht. Kannst du deinen Vater fragen, was er darüber denkt?" und sie schilderten am Telefon das Problem. Unsere Antwort, immer dieselbe Antwort, lautete: „Sag deiner Freundin, sie möge ihn heute abend anrufen und diese Nummer da wählen."

„Aber sie wird sich nicht trauen, denn sie will ihn nicht stören!"

„Dann gib mir ihre Telefonnummer, er wird sich bei ihr melden."

Die Leute staunten oft über die Verfügbarkeit meines Vaters. Eines hatte er uns aber beigebracht: „Wenn Eltern sich um ein krankes Kind sorgen, darf man sie auch nicht eine Nacht warten lassen, wenn man es anders machen kann." Wir haben viele Weihnachtsfeste, Samstage und Sonntage mit Störungen wie etwa Telefonaten oder Besuchen erlebt, aber angesichts des Leidens waren alle Störungen unwichtig.

Seine Meinung oder sein Rat wurden stets gehört und befolgt. Wahrscheinlich lag es daran, daß er immer die ganze Wahrheit sagte. Ich erinnere mich an eine Frau, die mit fünfunddreißig Jahren nach sehr vielen Schwierigkeiten ihr erstes Kind erwartete. Im vierten Monat steckte sie sich mit einer akuten Form von Windpocken an. Sie geriet in Panik und fühlte sich nicht in der Lage, die Geburt eines behinderten Kindes auf sich zu nehmen. Sie besuchte vierzehn verschiedene Ärzte, deren Aussage einzig und allein lautete: „Besser, Sie treiben ab!" Auf dieses Kind hatte sie aber so lange gewartet, sie hatte es sich so sehr gewünscht. Sie konnte sich nicht vorstellen, ein anderes Kind zu haben.

In ihrer Verzweiflung kontaktierte sie viele Menschen, um Papa erreichen zu können. Am Abend rief er die junge Frau selbst an. Sie sprachen lange am Telefon. Da traf sie die feste Entscheidung, das Kind zu behalten. Heute ist es ein entzückendes kleines Mädchen.

Wir haben eine Fülle von ähnlichen Erlebnisberichten bekommen. Das Überraschende dabei sind die Überzeugungskraft und die Klugheit eines Mannes, die es den Eltern schlagartig ermöglichten, in voller Kenntnis der Sachlage eine Entscheidung zu treffen. Anfangs waren sie zögernd, gequält, hörten sich alle und oft gegensätzliche Meinungen an. Die Entscheidung nahm ihnen mein Vater nicht ab, vielmehr zeigte er ihnen ihre elterliche Verantwortung auf und beleuchtete auch alle Aspekte, damit sie frei entscheiden konnten.

Eins plus eins gleich eins

„Das Kind von der Liebe zu trennen ist für unser Menschengeschlecht ein methodischer Fehler: Die Empfängnisverhütung besteht darin, einander zu lieben, ohne das Kind zu schaffen. Die künstliche Befruchtung: Das Kind wird geschaffen, ohne daß der Mann und die Frau einander lieben. Die Abtreibung: Das Kind wird zerstört. Die Pornographie: Zerstört wird die Liebe. Alle diese Taten sind in unterschiedlichem Maße mit dem natürlichen Sittengesetz unvereinbar."

Es gibt eine Grundrechenart, deren mathematische Genauigkeit je nach Umstand und Umfeld variiert und deren Multiplikator manchmal sehr wichtig ist.

Für unsere Familie war, auf rein prosaische Art gesagt, eins plus eins gleich eins. Später ergeben eins plus eins sieben. Jetzt gerade sind eins plus eins fünfunddreißig, und die Kinder haben noch nicht alle ihr letztes Wort gesprochen! Ist das Gesetz, nach dem zwei Eheleute ein Fleisch werden und ihre Liebe im Fleisch vervielfachen können, nicht ein erstaunliches Gesetz? Unsere Eltern haben fünf Kinder bekommen, das vierundzwanzigste Enkelkind ist vor dem Sommer auf die Welt gekommen, und ein anderes ist im Verborgenen in Vorbereitung.

Mein Vater sagte oft schmunzelnd, daß er sich in seiner Jugend ersehnt hätte, eine schlanke, blonde Frau namens Dominique zu heiraten. Bezaubert habe ihn jedoch eine kleine Frau mit großen schwarzen Augen, einem eskimoähnlichen Aussehen wie im hohen Norden und langen Haaren, die so tiefschwarz waren, daß sie beinahe marineblau schimmerten. Sie zeichnete sich durch einen ausgeprägten Akzent der Ostsee aus und lernte Französisch an einem Tisch in der Bücherei Sainte-Geneviève. Der familiären Überlieferung nach soll die Bücherei der Ort der ersten Begegnung gewesen sein. Mama brauchte einen Stift, und Papa hat ihr seinen gegeben. Jahre später schrieben sie sich immer noch Liebesbriefe mit dem Stift aus ihrer ersten Begegnung. Wenn wir meinen Vater fragten: „Liebe auf den ersten Blick, was ist das denn?“ sagte mein Vater sehr schamhaft: „Ich weiß nicht, warum die Knie zittern und der Hals trocken ist, wenn man verliebt ist, aber gewiß ist das, was deine Mutter und ich empfunden haben, Liebe auf den ersten Blick.“

Der skeptischen Haltung einer bürgerlichen Familie mußten sie die Stirn bieten. Denn die Familie machte sich über jene Schwärmerei ihre Gedanken: ein Mädchen aus dem Ausland, aus armen Verhältnissen, obendrein evangelischer Konfession, und es hatte höchstwahrscheinlich keine angemessene Erziehung genossen … Wir Kinder schauten uns gerührt die Fotos von ihrer Trauung in der katholischen Kirche von Odense, der Stadt von Hans Christian Andersen in Dänemark, an. Mama war bildhübsch in ihrem schwarzen Anzug, wie es damals Mode war. Und Papa strahlte. Heute ist er aber noch schöner, das läßt sich nicht bestreiten! Wir wunderten uns nicht darüber, daß nur unser Onkel und dessen Frau mit dem Motorrad zur Hochzeit gefahren waren.

Noch dazu heirateten sie an einem ersten Mai! Oma war zwar nicht abergläubisch, aber sie sagte: „Das Kind wurde an einem Freitag, dem dreizehnten, geboren. Doch damit nicht genug, er heiratet noch an einem ersten Mai! Hoffentlich passiert ihm nichts!“

Doch das waren wirklich ganz kleine Hürden für eine so große Liebe. Mit ihrer Intelligenz, ihrem fabelhaften Gedächtnis, ihrer intellektuellen Wißbegier und Leidenschaft für aktuelle Themen hätte auch Mama Karriere machen können. Papa sagte immer, daß sie eine hervorragende Journalistin abgegeben hätte. Sie entschied sich, im Schatten ihres Mannes zu leben und ihre Kinder großzuziehen. In ihrem Innersten wußte sie ja, daß Papa ohne sie nicht leben konnte und ohne sie tagtäglich an seiner Seite niemals das geschafft hätte, was er erreicht hat.

Zweifelsohne war ihr immer ganz bewußt, daß sie mit einem außergewöhnlichen Menschen lebte. Das Leben mit einer ungewöhnlichen Persönlichkeit verlangt ein hohes Maß an Mut. Herausforderungen, Demütigungen und finanzielle Engpässe, auch die Distanzierung von Freunden auf Grund des Engagements ihres Mannes hat Mama mit ihrem Kampfgeist und Optimismus durchgestanden. Stets suchte sie den zu verteidigen und zu schützen, den sie liebte. Wenn es aber darum ging, an die „Front“ zu gehen, stand sie immer an der Seite ihres „Soldaten“ im Kampf für das Leben. Ihr ist es wohl zuzuschreiben, daß Papa nie die Arme hat sinken lassen. Aus ihrer Entschlossenheit und unbändigen Energie schöpfend, schloß Papa oft seine Reden mit den Worten: „Wir werden nie aufgeben!“

Mama war ein Einzelkind. Ihre Mutter, die sehr früh Witwe geworden war, hatte sie allein großgezogen. Mama war ihr Leben lang von dem Wunsch beseelt, eine große Familie zu gründen. Rund um sie und Papa würde sich Papas Familie, welche durch Trauerfälle, Trennungen und Konflikte gespalten war, neu ordnen. Es war eine gezeichnete Familie, die nun die Melodie des Glücks neu singen konnte. Und jedes Jahr sollten von nun an Vettern und Kusinen zu einem skandinavischen Weihnachtsfest zu uns kommen.

Mama war eine sehr engagierte Frau. Sie liebte das Leben, und das Leben liebte sie auch. Die politischen oder gesellschaftlichen Ereignisse verfolgte sie überzeugt und leidenschaftlich. Sie las alle Zeitungen und wußte immer über die neuesten Wendungen dieses oder jenes Falls Bescheid. Ihr großartiges Gedächtnis machte es ihr möglich, noch nach Jahren auf die längst vergangenen Worte eines beliebigen Politikers zurückzugreifen. Oft fiel dieser Vergleich für den Betroffenen sehr unvorteilhaft aus. Zu seinem Glück blieb es unter uns im Familienkreis.

Meine Eltern lebten in einem innigen Einverständnis. Ihre Streitigkeiten wurden zum Gegenstand immer wiederkehrender familiärer Traditionen. Ich erinnere mich an manche von ihnen, denen wir als belustigte Zuschauer beiwohnten.

Im Garten hatten wir Rhabarber. Er wuchs vor Papas Arbeitszimmer, und wir versteckten uns unter den großen, etwas rauhen Blättern mit süßsaurem Duft. Im Frühling erntete sie Mama, und für uns zauberte sie leckere Tartes daraus. Da protestierte Papa: „Du siehst doch, daß der Rhabarber noch nicht reif ist! Man darf ihn erst im August ernten, sonst wird er nächstes Jahr nicht mehr gut wachsen." Aber Mama blieb eisern: Im August sei sie ja in Dänemark und könne das Reifen des Rhabarbers nicht abwarten. Schließlich seien schon etliche Jahre vergangen, und der Rhabarber stünde noch immer da, oder etwa nicht? Wenn der Rhabarberkuchen auf den Tisch kam, warteten wir schmunzelnd auf das altbekannte Szenario, das immer mit folgenden Worten zum Abschluß kam: „Ganz wie du willst, mein Liebling."

Morgens stellte Mama sorgfältig die Mülltüte vor die Eingangstür. Der erste, der das Haus verließ, konnte sie nicht übersehen und würde bestimmt so freundlich sein, sie zur Straße mitzunehmen. Papa, ganz in seine Gedanken versunken, schob die riesige Tüte etwas zur Seite und zog seelenruhig los.

„Hast du denn nicht die Tüte gesehen, die entsorgt werden sollte?"

„Was für eine Tüte, mein Schatz? Du hättest es mir sagen sollen, ich hätte es gerne gemacht."

Ein so zerstreuter Mann verlangte einem manchmal viel Geduld ab.

Nach der Hochzeit, ganz in den Anfängen, dachte Papa noch an Geburtstage und Feste. Zu Weihnachten brachte er ein Geschenk, das Mama eifrig öffnete. Es war ein Schokoladenbärchen. Da Papa sah, daß Mama von dem bescheidenen Geschenk etwas enttäuscht war, sagte er ihr: „Schau einmal nach, ob es nicht ein goldenes Herz hat." Im Bärchen hatte er sorgfältig eine goldene Uhr versteckt.

Meistens aber vergaß er Datum, Tag und Uhrzeit. Eine Woche früher gab ihm Mama Bescheid: „Vergiß nicht meinen Geburtstag!" Es war verlorene Mühe. Also holte Mama an dem Tage ein hübsches Päckchen hervor und sagte ihm: „Das, mein Schatz, schenkst du mir."

Eines schönen Tages kam Papa zum Frühstück feierlich mit einem Spiegel herein, und vor uns allen – wie verdutzt waren wir da! – betrachtete er sich darin. Er wartete einen stillen Augenblick ab und sagte dann: „Jérôme, ich gratuliere dir zu deinem Namenstag!"

Freilich, wir hatten alle seinen Namenstag vergessen, aber diesmal trieb er es zu bunt!

Als ich achtzehn Jahre alt war und meinen Führerschein gerade erhalten hatte, schickte mich Mama ins Autohaus, damit ich ein neues Auto kaufe. Mit dem Scheck in der Hand sprach ich den verblüfften Verkäufer an, schon saß ich am Steuer eines schönen brandneuen Peugeot 405 und fuhr los.

Alle zehn Jahre zog Mama heimlich den Kauf durch, wohl wissend, daß Papa lautstark beteuern würde, daß das alte Auto noch viele Jahre hätte fahren können und es doch purer Wahnsinn sei, unbedachte Ausgaben zu tätigen.

Wir freuten uns, daß Mama Geld ausgab, denn wenn es nach Papa gegangen wäre, hätten wir zu siebt in zwei Zimmern gelebt, mit Holz geheizt und altbackenes Brot, altes Obst und überreifen Camembert gegessen, damit alles bloß nicht im Müll lande!

Glaubt aber ja nicht, daß Papa ein Geizhals war! Er hatte bloß keinen Schimmer von dem Geldbetrag auf seinem Konto, über den er verfügen konnte. Sein ganzes Vermögen bestand in dem Hundert-Francs-Schein, den Mama ihm dann und wann gab, damit er sich Zigaretten oder eine Packung Kaugummi kaufen konnte. An den Reichtümern dieser Welt hing er keineswegs. Er lebte mit ganz wenigen Dingen und war sehr glücklich. Mit ihrem praktischen Sinn meinte Mama hingegen, daß der moderne Komfort das Leben einer kinderreichen Familie erleichtern würde. Davon profitierte sie. Und wir profitierten mit!

Die Geschichte vom Däumling

„Während der wissenschaftliche Fortschritt tagtäglich ein neues Geheimnis des Lebens ans Licht bringt, möchte man uns vorgaukeln, daß wir immer weniger wissen, was ein Mitglied der Menschheit ist. [...] Die Gesetzgeber von heute haben die Pflicht, eine Erklärung zu verfassen, die diese Zeit entsprechend prägen wird. Angesichts der Tyrannei der Mehrheit haben sie das Recht der Menschen *zu verkünden."*

1972 wurde die Debatte über die Abtreibung durch eine erste Gesetzesvorlage, die sogenannte Peyret-Gesetzesvorlage, eröffnet. Nach einem Gesetz von 1920 wurden diejenigen, die eine Abtreibung vornehmen, strafrechtlich verurteilt.

Diese erste Gesetzesvorlage nahm ausschließlich die Kinder ins Visier, deren Behinderung vor der Geburt diagnostiziert wurde. Warum sollte man überhaupt Menschen am Leben lassen, die unglücklich sein und ihre Familie unglücklich machen würden?

Die Ironie des Schicksals nimmt manchmal auf schmerzhafte Weise Gestalt an. Zwei Menschen hatten jeweils eine herausragende Entdeckung gemacht, die – und das hofften beide – die Medizin und den Genesungsprozeß der Kranken vorantreiben würde.

Einer davon war Professor Liley.[17] Er stammte aus Neuseeland und entwickelte als erster die Methode der pränatalen Diagnose. Auf diesem Weg werde man die kranken Kinder erkennen und sie frühzeitig entsprechend behandeln können, war seine Hoffnung. Der zweite war mein Vater, der die Ursache der Trisomie 21 entdeckt hatte und unentwegt Heilungsansätze für diese Krankheit erforschte. Auch er war der Überzeugung, daß sie sehr früh, „in utero", behandelt werden müsse.

Die beiden Männer kannten und schätzten einander. Machtlos haben sie zusehen müssen, wie ihre jeweiligen Entdeckungen mißbraucht wurden. Fruchtwasseruntersuchung und Karyogramm haben der Wissenschaft den Weg geebnet, die Unerwünschten vor der Geburt zu beseitigen. Ihre Entdeckungen sind Mittel zu einem anderen Zweck geworden.

Zum ersten Mal in der Geschichte der Fernsehdebatte wurde das Problem der Abtreibung von Kindern, bei denen mit Hilfe der vorgeburtlichen Diagnostik eine Behinderung ermittelt wurde, von einer Sendung namens *Dossiers de l'écran,*[18] einer beliebten Fernsehreihe der damaligen Zeit, thematisiert. Damals waren die Ungeborenen mit Trisomie 21 die einzigen, die man wirklich aufspüren konnte.

Ihre Eltern erlebten das als eine echte Hetzjagd nach Kindern mit Trisomie 21: „Was hat er denn getan, mein kleiner Kerl, daß man alle Kinder wie ihn beseitigen will?"

Eines Morgens kam ein zehnjähriger Junge mit Trisomie 21 in die Sprechstunde. Er weinte, er war nicht zu trösten. Da erklärte die Mutter: „Gestern hat er mit uns die Debatte verfolgt."

Plötzlich stürzte sich das Kind an den Hals meines Vaters und sagte ihm: „Uns will man töten. Du mußt uns verteidigen. Wir sind zu schwach, und wir wissen nicht, wie das geht."

Von diesem Tag an wurde Papa nicht müde und ließ nicht nach in seinem Einsatz für den Lebensschutz der ungeborenen Kinder.

Er wußte ganz genau, was er in diesem Kampf einbüßen würde. Neulich sagte uns einer unserer Freunde: „Es gibt Kämpfe, die man führen soll. Wer kämpft, kann auch verlieren."

Papa wußte wie kaum ein anderer um den Preis, den er dafür zahlen würde.

Einige Zeit zuvor war er in New York auf einem Weltkongreß zum Thema Gesundheit gewesen. Vor vielen Jahren war er zum französischen Experten für die „Auswirkungen nuklearer Strahlungen auf die Menschen und deren Nachkommen“ ernannt worden. Eines Tages wurde die Debatte über die Abtreibung in einer dieser noblen Versammlungen der Vereinten Nationen entfacht, und es wurde wie üblich argumentiert: Todesfälle von Frauen bei illegalen Abtreibungen, Ausschließung von Geburten mißgebildeter Kinder, Vermeidung aller Leiden moralischer und psychischer Natur im Interesse der Frau usw. Als einziger gegen den Strom schwimmend, ergriff nun Jérôme Lejeune das Wort und redete von jenem einzigartigen Kind, das es kein zweites Mal mehr geben werde und dessen Leben auf dem Spiel stehe. Er fragte, ob das Leben Wirklichkeit oder Wunschtraum sei? Seine Aussage bekräftigte er wie folgt: „Hier wandelt sich eine Einrichtung der Gesundheit in eine Einrichtung des Todes um.“

Dabei erzielte er einen rhetorischen Effekt mit dem Gleichklang der zwei englischen Wörter: „Institute of Health, Institute of Death“. An diesem Abend, wie er das jeden Abend zu tun pflegte, schrieb er Mama und eröffnete ihr: „Heute Nachmittag habe ich meinen Nobelpreis verloren.“

Nun, man muß wissen, daß er im bewegten Mai 1968 durch die harte Schule gegangen war. Monatelang war er der einzige gewesen, der als Dozent weder eine Vorlesungsstunde versäumt hatte noch ernsthaft bei seiner Vorlesung gestört worden war. Was hatte er für eine Taktik angewendet? Zuhören, niemals in Wut geraten, aber auch keinen Deut nachgeben.

Eines Tages, er arbeitete gerade in seinem Labor in der Fakultät für Medizin, platzten streikende Studenten herein und wollten

Medikamente, die sie in der Apotheke des Krankenhauses gestohlen hatten, an diesem Ort lagern. Sie dachten, es sei niemand im Labor und staunten über die Anwesenheit meines Vaters. Da bot ihnen Papa einen Raum zur Lagerung der Medikamente an, die Studenten freuten sich, auf einen so verständnisvollen Dozenten gestoßen zu sein, und gingen fort.

Am nächsten Tag kamen sie wieder, weil sie die Medikamente für ihre Kameraden holen wollten, die „gegen die CRS-SS[19] kämpften".

Sie waren in großer Zahl erschienen und forderten die sofortige Ausgabe ihrer Kriegsbeute. Höflich ließ sie Papa herein und sagte: „Sehr gerne, aber haben Sie das Genehmigungsschreiben?"

Er hatte sich an eine Nonne erinnert, die auf eine unbequeme Frage stets zur Antwort gab: „Man muß die Oberin fragen."

So wandte er dieselbe Methode an. Auf jedes Argument oder jede Drohung antwortete er immer wieder: „Ich will es gerne tun, aber ich brauche die Genehmigung."

Es waren viele Studenten da, und sie waren sehr aufgeregt. Für sie wäre es ein leichtes Spiel gewesen, ihn niederzuschlagen und die Medikamente zurückzuholen. Jedoch gingen sie, des Kämpfens müde, wieder weg. Nach dem Streik fanden die unversehrten Medikamente den Weg in die Apotheke des Krankenhauses zurück.

Der Mai 1968 hatte ihn gelehrt, wie man sich verteidigt, wenn man alleine ist. Er wußte, daß die Gegner immer Respekt vor denjenigen haben, die Mut an den Tag legen. Und Mut hatte er im Überfluß!

In Zusammenarbeit mit drei Dozenten – es waren nur drei an der Fakultät – bereiteten sie die Abschlußprüfungen vor. Im Juli verhandelten sie mit dem damaligen Kultusminister Edgard Faure und erreichten wider Erwarten, daß die Prüfungen im September abgehalten werden durften. Indem sie Tag und Nacht arbeiteten, gelang es ihnen, die Prüfungsaufgaben fertigzumachen, und der Minister wurde vor die vollendete Tatsache gestellt. Nun konnten sich die Medizinstudenten zur Prüfung melden und verloren also kein Studiensemester. So war es auch für alle anderen Studenten.

Der Mai 1968 hinterließ bei meinem Vater einen starken bitteren Nachgeschmack. Die Tore zum Studium der Medizin waren weit geöffnet, und schon vor zwanzig Jahren hat er Verständnis für die Probleme entwickelt, die wir derzeit kennen: „Es werden zu viele Ärzte ausgebildet. In ein paar Jahren werden viele davon den Mindestlohn beziehen oder arbeitslos sein. Als Ursache für die unkontrollierbaren Gesundheitskosten wird die Barzahlung für jede Untersuchung ausfindig gemacht werden, obwohl der tatsächliche Grund in der zu hohen Anzahl der Ärzte zu suchen ist."

Auch diesbezüglich hat man seine Worte nicht ernst genommen. Doch das war nicht sein Kampf. Er war für den Schutz der Schwächsten und Kleinsten da.

Oft sagte er, daß „eine Gesellschaft, die ihre Kinder tötet, ihre Seele und Hoffnung verloren hat", und fuhr fort: „Die Biologie lehrt uns in ihrer wichtigsten Lektion folgendes: Gerade der Anfang des menschlichen Lebens gründet in einer erstaunlichen Verborgenheit. Das Leben entsteht im beschützenden Mutterleib, es wird stets begleitet von der fortwährenden Hoffnung auf den Schlag der Aorta und angeregt vom eigenen schnellen Herzschlag. Dies ist die Lehre der unsterblichen Hoffnung. Und dieses Herz, das in Ihnen ab dem einundzwanzigsten Tag Ihrer Existenz schlägt, sollen Sie für Ihre Lebensführung zu Rate ziehen. Tag für Tag werden Sie jenen unmöglichen Spagat zwischen den wahren Werten und der harten Wirklichkeit machen müssen. Tag für Tag werden wir kämpfen müssen, werden wir von neuem überzeugen müssen, und es wird schwierig, ungewiß, unmöglich sein. Nur vergessen Sie nicht, daß es letztes Jahr schon hart, schwierig, ungewiß und unmöglich gewesen ist.

Einzig und allein dieser Gedanke führt uns durch das Leben. Ihn kann man in einem einzigen Satz auf den Punkt bringen: Was auch immer geschieht und uns persönlich geschehen mag, wir werden niemals aufgeben!"

Seine Sprache war freilich nicht zartbesaitet. Er geißelte „die gelehrten Hasardeure [...], die sich selber vorgaukeln, daß es möglich sei, die widersprüchlichsten Aussagen zu treffen, wenn ihre Rede nur eine logische Struktur aufweise. Um den Mord zu verschleiern, haben sie die wunderbare Behauptung erfunden, man würde gar niemand töten. Es ist ihnen gelungen, die erstaunliche Überzeugung in der Bevölkerung zu verbreiten, daß ein zwei Monate alter kleiner Mensch, ein zehn Wochen alter kleiner Mensch weder menschlich noch lebendig sei."

Auch die „Pedanten der Notwendigkeit" klagte er an und spottete über jene, die behauptet hatten, der Embryo sei kein Mensch: „[...] Für diesen Mutanten [...] wurde eine neue Sprache geschaffen. Sie würde die Menschen endlich darüber aufklären, was sie seit Jahrtausenden machten, ohne es begriffen zu haben, und zwar, wie sie sich fortpflanzten. Und da machte man die Entdeckung, jedermann müsse nur auf intensivste Art den Gedanken durchspielen, daß das Ding im Körper der Frau sich zum Menschen entwickle, damit es auch tatsächlich zum Menschen mutiere. Würde man dies aber nicht intensiv genug oder gar das Gegenteil denken, würde das Ding dies auf eine wundersame Weise wahrnehmen, als wäre es von einem sozioparentalen Geist erleuchtet worden, der ihm jede Vermenschlichung verwehrte. Folglich würde das Ding kein Mensch werden."

Sich die Wirklichkeit nicht eingestehen zu wollen, das war es, was mein Vater öffentlich an den Pranger stellte.

„A man is a man is a man." Sagt ruhig, daß dieser kleine Mensch euch stört und ihr ihn lieber töten wollt, sagt doch die Wahrheit! Hier geht es um einen kleinen *Menschen*. Das ist kein Zellhaufen, kein kleiner Schimpanse und kein Nichts und Niemand[20].

Nun erzählte er die wahre Geschichte des Däumlings, der jeder von uns im Mutterleib einmal war. Als er dies damals sagte, stieß er auf Kritik zahlreicher wissenschaftlicher Kollegen. Heute kann sich jeder von uns dank des technischen Fortschritts, etwa durch den Ultraschall, vergewissern, daß seine damaligen Aussagen wissenschaftlich zutreffend waren. Filme, der eine schöner als der andere, zeigen uns jetzt den Anfang des Lebens. Aber die Ärzte, die bei einer Fruchtwasseruntersuchung lächelnd darauf hinweisen, daß manche Babys mit der Hand nach der Nadel greifen und es sehr schwierig ist, ihnen diese wieder abzunehmen, sind es auch, die einen Augenblick später den Eltern den Schwangerschaftsabbruch anbieten werden. Mittlerweile sticht freilich das Argument: „Beseitigen Sie ihn nicht, denn er ist ein Mensch", das Jérôme Lejeune unablässig anführte, längst nicht mehr. In unserer schizophrenen Gesellschaft wird das jüngste Ultraschallfoto eines ein paar Monate alten Kindes auf einem Familienfest stolz gezeigt, und gleichzeitig wird uns die Abtreibung als ein einfaches Heilmittel gegen eine mißglückte Empfängnisverhütung angepriesen.

Aus diesem Grund wurde Jérôme Lejeune – und das wird er immer noch! – von gewissen Menschen so sehr gehaßt. Wie läßt sich eine wissenschaftlich erwiesene Wahrheit bestreiten? Manche, derart geblendet durch ihre Wut angesichts der Worte meines Vaters, erkannten nicht, daß er durch seine Beweisführung zu den ersten gezählt hatte, die das Wunder des Lebens der Öffentlichkeit nahegebracht hatten.

Der folgende Text wurde 1973 geschrieben. Er strahlt die gewaltige Kraft der Überzeugung, der wissenschaftlichen Gewißheit und Redegewandtheit aus, die Jérôme Lejeune zu einem außergewöhnlichen Lebensschützer gemacht hat:

„Die moderne Genetik läßt sich in diesem einfachen Glaubenssatz zusammenfassen: Am Anfang ist die Botschaft, und die Botschaft ist im Leben, und die Botschaft ist Leben. Als reine Umschreibung des Anfangs eines uralten Buches, das euch wohlbekannt ist, ist dies das Credo noch des materialistischsten Genetikers auf der Welt. Warum? Weil wir mit Gewißheit wissen, daß die Gesamtheit der Informationen, die das Individuum prägen und für seine Entwicklung sowie seinen Werdegang entscheidend sind, mit all ihren Eigenschaften in der ersten Zelle gespeichert ist. Und das wissen wir mit einer Gewißheit, die jeden vernünftigen Zweifel ausräumt. Denn: Wenn diese Information nicht vollständig in der Zelle enthalten wäre, könnte sie nie in die Zelle eingehen. Der Grund dafür: Keine Information dringt in ein Ei erst nach dessen Befruchtung ein. [...]

Man wird aber einwenden, daß es ganz am Anfang, zwei oder drei Tage nach der Befruchtung, lediglich einen ganz kleinen Zellhaufen gibt. Nun, am Anfang gibt es, genauer gesagt, nur eine Zelle. Sie ist aus der Vereinigung der Eizelle und des Spermiums entstanden. Zwar setzt sich die Zellteilung aktiv fort, aber ist das befruchtete Ei, das sich jetzt in der Wand der Gebärmutter eingenistet hat, wirklich von seiner Mutter zu unterscheiden? Das ist ganz klar, denn es hat schon seine eigene Individualität, und das Verblüffendste dabei ist, daß es den mütterlichen Organismus schon steuern kann.

Am sechsten oder siebten Tag, knapp anderthalb Zentimeter groß, reißt dieser winzige Embryo sofort das Ruder an sich. Ganz allein stoppt er die Menstruation seiner Mutter, indem er ein neues Sekret absondert. Auf diese Weise wird die Bildung des Gelbkörperhormons von den Eierstöcken aktiviert.

Er, der so klein ist, zwingt durch einen chemischen Befehl seine Mutter dazu, ihn zu schützen. Schon jetzt macht er mit ihr, was er will, und weiß Gott, daß er in den nächsten Jahren darin Gefallen finden wird!

Fünfzehn Tage nach der ausgebliebenen Menstruation oder, anders gesagt, in dem realen Alter von einem Monat, da die Befruchtung fünfzehn Tage zuvor stattgefunden hat, ist das menschliche Lebewesen viereinhalb Millimeter groß. Seit einer Woche schlägt schon sein winziges Herz. Seine Arme, Beine, sein Kopf und sein Gehirn sind schon angelegt.

Mit sechzig Tagen, d. h. mit zwei Monaten oder anderthalb Monate nach der ausgebliebenen Periode, ist der Embryo, gemessen vom Kopf bis zum Gesäß, knapp drei Zentimeter groß. Zusammengekauert würde er in eine Nußschale passen. Innerhalb einer geballten Faust wäre er unsichtbar. Ehe man es sich versieht, könnte diese geballte Faust ihn zerdrücken. Öffnet nun eure Hand! Er ist fast vollbracht: Hände, Füße, Kopf, Organe und Gehirn sind alle an ihrem entsprechenden Platz und werden nur noch wachsen. Schaut genauer! Schon sind die Linien in dem Handballen zu sehen. Ihr könntet ihm aus der Hand lesen. Schaut mit einem gewöhnlichen Mikroskop noch genauer hin! Nun könntet ihr seine Fingerabdrücke entschlüsseln. Schon jetzt ist alles für die Erstellung seines Personalausweises parat [...].

Den unglaublichen Däumling, den Menschen, der kleiner ist als mein Daumen, ihn gibt es wirklich! Ich meine nicht die Märchengestalt, sondern das Menschenkind, das jeder von uns gewesen ist.

Aber, wird man entgegnen, das Gehirn wird erst in fünf oder sechs Monaten ausgebildet sein. Nicht doch, sagen andere, es wird erst bei der Geburt ausgereift sein, die unzähligen Nervenverbindungen werden erst im Alter von sechs oder sieben Jahren abgeschlossen sein. Ferner werden seine chemischen und elektrischen Funktionen erst im Alter von vierzehn oder fünfzehn Jahren völlig eingespielt sein!

Ist aber das Nervensystem unseres zwei Monate alten Däumlings nicht schon funktionstüchtig? Na klar! Wird seine Oberlippe von einem Haar gestreift, so bewegen sich fluchtartig seine Arme, sein Leib und sein Kopf [...].

Mit vier Monaten ist er so lebhaft, daß seine Mutter seine Bewegungen spürt. Geborgen und wie schwerelos in einer Raumfahrtkapsel, schlägt er eine Menge Purzelbäume, alles Leistungen, für die er draußen viele weitere Jahre brauchen wird.

Mit fünf Monaten greift er fest nach dem winzigen Stock, den man ihm reicht. Er beginnt, an seinem Daumen zu lutschen und wartet dabei auf seine Erlösung [...].

Warum also immer neue Diskussionen starten? Warum wird also das Leben dieser kleinen Menschen in Frage gestellt? Warum verliert man sich in endlosen, kleinlichen Überlegungen und tut so, als hielte man die Aussage eines berühmten Bakteriologen für wahr, daß das Nervensystem vor dem fünften Monat nicht vorhanden sei? Mit jedem Tag wird uns von den Wissenschaftlern mehr vom Wunder des verborgenen Lebens vor Augen geführt. Die vor Leben strotzende Welt des kleinen Menschen ist weit reizvoller als jene in den Kindermärchen. Diese wahre Geschichte ist nämlich die Inspirationsquelle für die erfundenen Geschichten gewesen. Daß die Abenteuer des Däumlings die Kinder stets bezaubert haben, läßt sich auf den Däumling zurückführen, der alle Kinder und alle Erwachsenen im Schoß ihrer Mutter einmal gewesen sind."

Daß diese Art und Weise zu reden in den siebziger Jahren verpönt war, mag für uns heute unerhört sein. Mit solchen Worten werde der Mutter die Schuld gegeben. Diese Worte seien kriminell und würden die „Diktatur der moralischen Ordnung" verkörpern. Weil Jérôme Lejeune pflichtbewußt eine wissenschaftliche Wahrheit klar und deutlich aussprach, geriet er in einen ungeheuerlichen Kampf, dessen Gewalt ihn übermannte.

Damals war ich zwölf oder dreizehn Jahre alt. Auf dem Schulweg fuhren meine Schwester und ich mit dem Rad an dem Gebäude der Fakultät für Medizin vorbei, an dessen Mauer folgende Sätze in schwarzer Farbe geschrieben worden waren:

„Fürchte dich, Lejeune, die MLAC[21] wacht!"

„Lejeune ist ein Meuchelmörder. Tötet ihn!"

An anderer Stelle:

„Tötet Lejeune und seine kleinen Ungeheuer!"

Glaubt mir, das ist nicht spurlos an uns vorbeigegangen und hat uns aus der Kindheit gerissen. Solche Dinge vergißt man nicht, auch wenn man als heranwachsender junger Mensch in diesen Straßenkämpfen eine Art Spiel sieht, dessen Ernst man sich noch nicht bewußt ist.

Und das waren nicht nur Worte. Auf jedem Meeting wurde er angegriffen, oft wurde man gegen ihn handgreiflich. Einmal, auf einem Vortrag in der Mutualité,[22] war es ihm schier unmöglich, das Wort zu ergreifen. Alle brüllten, rohe Kalbsleber und Tomaten wurden ihm ins Gesicht geschleudert. Da ließ sich mein Vater nicht aus der Ruhe bringen und wartete auf eine kurze Lärmflaute. Dann brüllte er noch lauter als die anderen los:

„Alle, die mit mir sind, bitte den Saal verlassen!"

Nach anfänglichem Zögern verließen ihn die Leute. Sitzen blieben etwa fünfzehn Personen, die sich, von einem brüllenden Dominikanerpater angeführt, im Raum diagonal aufgereiht hatten, um den Eindruck zu erwecken, daß sie in großer Zahl erschienen waren. Da man sie nun problemlos abzählen konnte, gingen sie fort, und die Teilnehmer kamen zurück. Nun konnte der Vortrag beginnen.

Im Laufe der folgenden zwanzig Jahre habe ich immer wieder die Erfahrung gemacht, daß dieser Haß nichts an seiner ursprünglichen Unnachgiebigkeit eingebüßt hat. Mein Vater, der niemand haßte und zu sagen pflegte: „Nicht die Menschen bekämpfe ich, nur die falschen Ideen", ist heute noch die Zielscheibe einer unverhohlenen Wut derjenigen Menschen, die sich als Apostel der Toleranz bezeichnen. Vielleicht lag es an der souveränen Seelenruhe, mit der er den geraden Weg ging. Die „politische Korrektheit" kümmerte ihn nicht. Vielleicht war es auch seine rhetorische Kunst, die er in den Dienst des Schutzes des Lebens ungeborener Kinder gestellt hatte. Nicht zuletzt war er von Menschen über die Maßen gelobt und auf den Thron der Wissenschaft gehoben worden, die es ihm nun übelnahmen, daß er ihnen die Aufgaben in ihrem politischen Dasein erschwerte.

In dieser Zeit hat man oft versucht, sein Gewissen zu kaufen. Die Beweise hierfür besitze ich in schriftlicher Form. Doch der Gedanke, Männer und Frauen öffentlich an den Pranger zu stellen, die sich damals mit einem Thema plagten, an das Gewissen und Freiheit des Menschen geknüpft sind, liegt mir fern. Sie waren anderer Meinung, das ist alles. Gerade diesem Recht, das meinem Vater stets verwehrt wurde, sollten wir nur den allergrößten Respekt erweisen, denn er hat einfach zu sehr darunter gelitten.

Später folgten sehr viele verschiedene Ärgernisse, deren Aufzählung schrecklich langweilig wäre und vor allem surreal klänge. Von nun an wurde er nie wieder zu einem internationalen Genforschungskongreß eingeladen. Auf ihn kamen immer wieder neue Steuerprüfungen zu, man konnte ihm jedoch nichts anlasten. Schließlich kam eine Steuernachforderung, die an seine Werbungskosten anknüpfte, betreffend einen Freibetrag, der allen Professoren der Medizin pauschal und automatisch gewährt wurde. Dabei machte man ihn darauf aufmerksam, daß jene Werbungskosten „die Kosten der Fahrt zum Krankenhaus beinhalten würden, es aber jedem bekannt sei, daß er mit dem Rad hinfahre". Kurz darauf erhielt er eine für vier Jahre rückwirkende Steuerberichtigung, ohne Steuerstrafe wohlbemerkt, denn seine Ehrlichkeit wurde nicht in Frage gestellt: Die frühere Steuerprüferin selbst hatte ihm in einem Brief jene Vorgangsweise empfohlen.

Aufbewahrt haben wir einen humorvollen Brief, den er dem Dekan der Fakultät geschrieben hatte. Darin wunderte er sich, seit siebzehn Jahren weder eine Beförderung noch eine Lohnerhöhung bekommen zu haben. Ein großes Lob sprach er der Verwaltung für ihre Großmut ihm gegenüber aus, auch äußerte er sein großes Verständnis dafür, daß man in der Pflicht stehe, Forschern mit unbedeutenderen Titeln und Arbeiten als seinen den Vorzug zu geben, um ihnen Mut zu machen.

Im Grunde genommen war ihm das alles ganz egal. Wirklich schwierig wurde es für ihn, als ihm 1982 die Forschungsgelder gekappt wurden. Das Gesetz über die „Professorenherrlichkeit" verbot Professoren der Medizin, ihre Tätigkeit länger als zwölf Jahre auszuüben. Es zielte letztlich nur auf ihn und drei weitere Kollegen, um ein Exempel zu statuieren. Dadurch verlor er sein Labor und das ganze Team, mit dem er zusammenarbeitete. Die anderen, wirklich alle anderen, signalisierten dank ihrer gutsituierten Freunde, daß ihre Anwesenheit für die reibungslose Funktionsfähigkeit der Abteilung unentbehrlich sei.

Er wurde zwar weiterhin entlohnt, doch hatte er keine Räume, Forschungsgelder und Mitarbeiter mehr. Kaum zu glauben, daß es geschehen ist, aber es ist wahr!

Als ihm in den USA goldene Berge versprochen wurden, zögerte er und entschied sich doch zu einer Absage. Hier, im Herzen des „Quartier latin", in seinem Frankreich, das er aus ganzem Herzen liebte, auch wenn es ihm bloß die kalte Schulter zeigte, war doch sein Zuhause. In der Rue des Saints-Pères fand er neue Räumlichkeiten, in denen das „Institut für Progenese"[23] Gestalt annahm. Um sein Team bezahlen zu können, fand er lauter Tricks. Das große Ansehen, das er weltweit in der Wissenschaft genoß, bescherte ihm unverhoffte Gelder.

Im Laufe der letzten fünfzehn Jahre seines Lebens sind seine Forschungsarbeiten durch amerikanische, englische, neuseeländische Kredite, auch vom Institut Claude-Bernard[24] finanziert worden. Er ist durch die Welt gereist, hat Vorträge gehalten und ist mit Auszeichnungen, Stipendien für seine Mitarbeiter und Geld für ein Forschungsprogramm zurückgekommen. Ihm hat es gewiß nie an Geld gefehlt. Jedoch hat es die Gemüter nie erregt, daß er weiter für die Ausbildung der nächsten Generationen von Genetikern in Frankreich in seiner eigenen Abteilung im Krankenhaus sorgen und paradoxerweise das für seine Forschungsarbeit notwendige Geld im Ausland erbetteln mußte.

Die Zusammenhänge werden wohl manche verdrehen und sagen, seine wissenschaftlichen Arbeiten seien eben auf kein Interesse mehr gestoßen. Eine solche Beschuldigung wird allein durch das Lesen und Zitieren aller Bücher und Arbeiten, die bis ein paar Monate vor seinem Tod entstanden, von selbst widerlegt. Ich will nur kurz daran erinnern, daß ihm, als er an der Folsäure forschte, die Fördermittel unter dem Vorwand, seine Forschung wäre nutzlos, gestrichen wurden. Darüber war abgestimmt worden. Diese Entscheidung wurde sogar mit Hilfe der Zustimmung einiger seiner engsten Freunde und Kollegen getroffen. In Wirklichkeit waren seine Stellungnahmen vielen ein Dorn im Auge, er mußte ausgeschaltet werden. Er forschte über die Wirksamkeit der Folsäure zur Vorbeugung der Spina bifida – sie ist inzwischen eindeutig nachgewiesen worden – sowie über den positiven Einfluß der Folsäure auf das Fragile-X-Syndrom.[25] Ohne auf Einzelheiten eingehen zu wollen: Der Nutzen der Folsäure steht heute für die Wissenschaftler außer Frage. Auch gelten die Ansätze, die andere Forscher von ihm übernommenen haben, als äußerst vielversprechend.

Ein paar Monate vor seinem Tod veröffentlichte er zusammen mit einer seiner Mitarbeiterinnen eine sehr interessante Arbeit, in der die Zusammenhänge zwischen der Trisomie 21 und der Alzheimer-Krankheit untersucht wurden. Sie sind inzwischen bestätigt worden. In seinen letzten Publikationen, die mit einem wissenschaftlichen Preis ausgezeichnet wurden, befaßte er sich mit Krebs, jener Krankheit, an der er in den darauffolgenden Wochen sterben mußte.

Papa spielte nicht den Märtyrer. Er haßte es, bemitleidet zu werden. Ihm hätte es bestimmt nicht gefallen, daß die Öffentlichkeit in Kenntnis der Beleidigungen, die er erdulden mußte, gesetzt wird. Für ihn war das nicht von Bedeutung. Ich habe sie lediglich erwähnt, weil ich daran erinnern will, daß in einer Demokratie wie unserer „die braven Leute es nicht mögen, wenn man andere Wege als sie geht".[26]

Es gab eine Menge Leute, die sich, oft mit den besten Absichten, dem Lebensschutz verschrieben hatten. Dennoch hatten manche von ihnen manchmal vergessen, daß die oberste Pflicht darin besteht, Verständnis und Rückhalt zu bieten. Wer ausschließlich das Recht im Blick hat, übersieht, daß bestimmte Taten, die er verurteilt, menschliche Tragödien in sich bergen.

Da er tagtäglich die Not der Mütter erlebte, hatte Jérôme Lejeune sehr schnell begriffen, daß den Frauen geholfen werden sollte, damit die Abtreibung für sie nicht zwangsläufig der einzige Ausweg aus der Not werde. Rasch übernahm er den Vorsitz des Vereins „Secours aux futures mères",[27] der Frauen in der Not Hilfe anbot, sobald sie wußten, daß sie ein Kind erwarteten. Notfalls wurden sie von Anfang an in den „Däumlingsherbergen" aufgenommen, unabhängig von der regulären, auf sieben Monate festgelegten Frist, welche die Zulassung zu den Einrichtungen für Mütter bestimmte. Denn wenn die Frau beispielweise seit zwei Monaten schwanger war und nicht wußte wohin, weil der Freund oder der Vater sie nicht mehr wollten, brachte es ihr rein gar nichts, zu wissen, daß sie im siebten Monat auf Unterstützung rechnen konnte. Hier wurde nicht nach den Ausweispapieren gefragt.

Auch wurde die Frau nicht verurteilt. Hier aber fanden die schwangeren Frauen eine Herberge und konnten mit ihrem Baby, für das sie sich entschieden hatten, ihr Leben neu anfangen.

Außerdem war mein Vater auch wissenschaftlicher Berater des Vereins „Laissez-les vivre".[28] Doch ab den achtziger Jahren wurden die Unstimmigkeiten zwischen ihm und dem Vorsitzenden des Vereins immer stärker. Unter dem Einfluß von Jacques Cheminade[29] wollte der Vorsitzende den Verein in ein politisches Organ umwandeln. Cheminade war Spitzenkandidat der Europäischen Arbeiterpartei, und einige werden sich noch daran erinnern, daß er seitdem zu mehreren Wahlen angetreten ist.

Es war die Partei eines führenden Politikers namens Lyndon LaRouche,[30] der übrigens zu einer Gefängnisstrafe in den USA verurteilt worden war. Papa, der nie Politik gemacht hat, weigerte sich, Cheminade mit denjenigen vertraut zu machen, für die der Lebensschutz großgeschrieben wurde. Da sie von der Präsidentschaft Giscard d'Estaings[31] enttäuscht waren, liefen sie Gefahr, auf andere „Sirenengesänge" hereinzufallen.

Seine Freunde, Anwälte und Ärzte, die die verschiedenen katholischen Kreise gewissermaßen mitprägten, mahnte Papa ebenfalls zu Vorsicht. Versteckt hinter wohlgesetzten, beruhigenden Worten, sandte Cheminade nämlich sonderbare pazifistische Botschaften, in denen rechts- und linksextremistische Schlagwörter aufeinandertrafen.

Als Papa sah, daß der Verein „Laissez-les vivre" endgültig unter dem Einfluß von Cheminade stand, verließ er ihn, weil er dessen ausufernde Äußerungen ablehnte. Da die Katholiken vor Cheminade gewarnt worden waren, tappten sie ihm nicht in die Falle, und ihm mißlang sein politischer Aufstieg in Frankreich. Ab diesem Zeitpunkt wurde mein Vater viele Jahre hindurch zur Zielscheibe der Europäischen Arbeiterpartei. Auf der Straße wurde von deren Anhängern die

Zeitung *Neue Solidarität* verkauft, in der Papa abwechselnd als „eine lüsterne Viper“, „Mörder des Papstes – mit Fotos als Beweismaterial“ und „Agent des KGB unter der Tarnkappe des praktizierenden Katholiken“ hingestellt wurde. Wir fanden das eher lustig, außer wenn die vier Autoreifen unseres Autos hin und wieder aufgeschlitzt oder wir während einiger Monate an der Straßenecke von jungen, osteuropäisch aussehenden Leuten recht auffällig beobachtet und beschattet wurden, als wir abends mit Freunden ausgingen.

Wir haben nie wirklich erfahren, wer diese Leute waren. Die allgemeinen Nachrichten- und Sicherheitsdienste haben in dieser Sache mehrmals ermittelt, und möglicherweise sind vertrauliche Informationen über diese Bewegung archiviert worden. Mehrere Jahre hindurch wurden diese Spielchen mit uns getrieben. Ich stelle mir vor, daß die Leute uns später aufgegeben und sich auf die Suche nach anderen Opfern gemacht haben, weil wir uns nicht einschüchtern ließen.

Vielleicht lehne ich mich zu weit aus dem Fenster, wenn ich feststelle, daß die *Neue Solidarität* nach dem Fall der Berliner Mauer wohl aus Mangel an finanziellen Mitteln aus dem kommunistischen Osten keine weiteren Ausgaben herausgebracht hat. Jedenfalls hat die Geschichte heute bestätigt, daß die Europäische Arbeiterpartei eine werteorientierte rechte Bewegung zu nutzen versuchte, um sich einen politischen Weg mit überaus zweifelhaften Ambitionen zu bahnen.

Unsere Jugend wurde von dem Kampf gegen die Abtreibung geprägt. Wir waren „die Kinder des Professors Lejeune“. In bestimmten Kreisen waren wir Berühmtheiten, in anderen Aussätzige. Das hat uns gelehrt, daß eine Kutte zwar noch keinen Mönch macht, aber wir mit Etiketten leben, die unseren wahren Kern nicht treffen.

Ich muß aber sagen, daß es mich zwanzig Jahre später aufs neue befremdete. Als ich ein paar Monate lang Kabinettsdirektorin des Ministers für Gesellschaftliche Solidarität war, stieß meine Ernennung ohne mein Zutun auf heftigen Widerstand. Mich kannte man nicht, ich hatte noch nichts gesagt und nichts gemacht, aber ich war die Tochter von Professor Lejeune. Diese eigenartige Schandtat war auf meiner Stirn in scharlachroten Buchstaben eingebrannt. Das Merkwürdige dabei war, daß die erbittertsten Anfeindungen, die meinen Rücktritt forderten, von Bewegungen und Pressestellen kamen, die vorgaben, Toleranz und Meinungsfreiheit zu verteidigen.

Nur zu gern hätte ich ihnen gesagt: „Ich bin aus der legitimen Liebe zwischen meinem Vater und meiner Mutter in die Welt geboren worden: Das ist also das Verbrechen, für das ihr mich schuldig sprecht. Meine Hautfarbe ist es, die euch im Grunde genommen nicht gefällt!"

Sich zu verteidigen, wenn man nicht weiß, wovor, fällt einem sehr schwer. Stünde ich vor der Wahl, meinen Vater verleugnen zu müssen, um mich der Gunst der Menschen erfreuen zu können, wäre die Antwort klar: Für mich kommt das überhaupt nicht in Frage! Wer so viel Liebe empfangen hat, so reich beschenkt worden ist, dem bleibt nichts anderes übrig, als Zeugnis davon abzulegen.

Sommer in Dänemark

„Seit Menschengedenken haben die Mediziner Stellung bezogen; seit jeher hat die Medizin gegen Krankheit und Tod gekämpft und sich für Gesundheit und Leben entschieden. Denn, auch wenn die Natur einen Kranken für unheilbar erklärt, besteht die Aufgabe des Arztes nicht darin, das Todesurteil zu vollstrecken, vielmehr in dem Versuch, die Strafe abzumildern."

Jedes Jahr begann die abenteuerliche Reise von neuem. 1952 war die erste Reise gewesen, und sie wiederholte sich jeden Sommer. Wir erlebten die legendäre Zeit mit dem 4 CV. In dieses Auto, das wir im Fabrikverkauf erstanden hatten, paßten maximal vier Leute. Es hatte keine Extras. Immerhin hatte es einen Motor, der bergab neunzig km / h schaffte und mit dem man geschickt umgehen mußte, um ihn, wenn es bergauf ging, nicht abzuwürgen.

Die Fahrt nach Dänemark dauerte drei Tage. Nur Deutschland verfügte in der damaligen Zeit über ein ordentliches Straßennetz. Die belgischen Straßen waren vollständig gepflastert, und das häufigste Verkehrsschild war die Warnung vor unebener Fahrbahn. Da waren noch Kinder dabei, die pausenlos kotzten, und jeder kann sich vorstellen, mit welcher Art von Geduld sie die dreitägige Autofahrt aushielten.

Papa erzählte oft die Geschichte vom Zollbeamten: An der belgischen Grenze wird er einmal von einem fleißigen Zollbeamten aufgefordert, am Straßenrand zu halten. Bestimmt will er die Familienkutsche, die ihm nicht ganz geheuer ist, unter die Lupe nehmen. So kommt er auf den Wagen zu und fordert zu Beginn mit strenger Stimme:

„Papiere!“

Papa klappt das Fenster auf. Der Geruch entweicht nach draußen, ein fürchterlicher Gestankcocktail aus Erbrochenem und Kinderwindeln. Sofort springt der Beamte zurück und räumt das Feld:

„Schon gut! Weiter!“

Wenn Papa diese Geschichte erzählte, lachte er herzlich darüber. Wie tapfer aber muß er gewesen sein, um diese Fahrten durchgestanden zu haben! Dies sei jenseits menschlicher Geduld gewesen, pflegte er zu sagen.

Er hat an anderer Stelle einen gut durchdachten Gedanken über das Elternglück niedergeschrieben, der von einer tiefen Weisheit und einem tollen Sinn für Humor zeugt: „Wie schwer ist das Glück selbst zu ertragen! Ich habe zwei Stunden mit drei reizenden Kindern verbracht, und schon bin ich einem Wutanfall nahe! Die weisen Bücher preisen die Geduld, und ich wette, daß jeder Familienvater, der diesen Namen auch wirklich verdient, daran arbeiten muß, sie zu seiner Haupttugend, gar zu der wichtigsten Tugend überhaupt zu erheben.

Tatsächlich führt uns das Leben selbst Tag für Tag mit neuen Beweisen immer tiefer in diese vorzügliche Wahrheit!“

Vermutlich war er auf unseren nervenaufreibenden Reisen nach Kerteminde von diesen Gedanken beseelt.

Darauf folgte die epische Ära. Die Fahrt dauerte nur noch zwei Tage, da der Zustand der Straßen sich inzwischen gebessert hatte und wir zudem einen weißen Peugeot 404 Familiale, für uns ein echter Luxusschlitten, gekauft hatten. Leider eroberte der berüchtigte Geruch sehr schnell auch dieses Auto. Das wiederum war der entscheidende Auslöser, der uns zur Tat schreiten ließ. Die Nautamine-Tabletten[32] gönnten unseren Eltern etwas Ruhe, zumindest bis zur belgischen Grenze. Noch etwas: Aus anfangs zwei waren inzwischen fünf Kinder geworden. Auf der zweitätigen Reise mußte diese Rasselbande beschäftigt werden.

Damit aber nicht genug! Der 404 zog ein Boot. Es war eine Vaurien-Jolle, an der mein Bruder Damien das ganze Jahr über an den Ufern der Marne seine höchste Freude hatte und die uns nun zur Ostsee begleitete.

Vor unserer Abreise verbrachten wir ein paar Tage auf dem Land, um uns aufs Packen vorzubereiten. Für jeden von uns machte Mama kleine Kopfkissen zurecht, indem sie weiße Stofftäschchen mit unseren Socken und Höschen füllte. Sie sorgte auch für einen gehörigen Vorrat an Süßigkeiten, der sich als ein vortreffliches Geduldselixier erwies.

Nachdem wir alle Kleidungsstücke aufs Gras gelegt hatten, machten wir uns an das Anprobieren.

„Das kannst du noch dieses Jahr anziehen. Gib diese Hose an deinen Bruder weiter, sie paßt dir nicht mehr."

Und so ging es stundenlang. Für uns waren diese Vorbereitungen Vorboten der Abreise, und wir liebten diese Momente leidenschaftlich, in denen sich alles um den Aufbruch in die Ferien drehte.

„Findest du nicht, daß es nach Dänemark riecht?"

Und wir sprachen Französisch mit dänischem Akzent oder spickten unsere Sätze mit dänischen Wörtern, die uns zum Lachen brachten. „Papilott", was „Lockenwickler" heißt, rief allgemeine Heiterkeit hervor. Mit großer Ungeduld warteten wir auf den Tag der Abreise.

Am Tag X ging es um vier Uhr morgens los. Wir mußten die gefürchtete Prüfung der Nautamine-Tablette bestehen, einer Tablette, die ich nie hinunterschlucken konnte. Soviel ich auch trank, sie blieb auf der Zungenspitze kleben. War die eklig! Papa wurde ungeduldig, zerdrückte sie schließlich in einem Kaffeelöffel und vermischte sie mit Marmelade.

Um fünf Uhr saßen wir im Auto. Papa stellte die Kilometerzahl auf null und wir begannen unsere Reise unter dem Schutz der Mutter Gottes. Reisegepäck gab es überall: im Auto, auf dem Dach und im Schiff. Nun zog die Familie Fenouillard[33] ins neue Abenteuer!

Am Abend machten wir eine Verschnaufpause in Deutschland. In einem kleinen Notizheft hielt Mama die Ankunftszeiten der jeweiligen wichtigen Zwischenetappen und die Adresse der Gaststätte, in der wir übernachteten, fest, damit wir sie im nächsten Jahr wiederfinden konnten. Verlorene Liebesmühe! Wir fanden sie nie wieder und fingen ab sechs Uhr abends an, auf dem deutschen Land unsere Fühler neu auszustrecken, auf der Suche nach einem kleinen Hotel, passend zu den finanziellen Mitteln unserer Eltern.

In Gedanken war Damien schon bei den Würsten mit Pommes, dem unvermeidlichen Gericht bei diesem Zwischenstopp, und Papa beeindruckte uns mit seinem flüssigen Deutsch. Manchmal verstand der Wirt freilich nicht, was Papa bestellen wollte. Vermutlich gehörte er zu den „einfältigen“ Leuten, die ihre Mundart sprachen und Papas subtilen Akzent nicht verstanden!

Der darauffolgende Tag war der Gipfel allen Glücks. Mit jeder Stunde kamen wir unserem Endziel näher. Zum Mittagessen hielten wir in Hamburg bei Peter an, einem deutschen Studenten, der einige Zeit bei meinen Eltern zu Gast gewesen war. Dort gab es einen großen Garten und gute Kost. Peter spülte das Geschirr und erzählte uns, daß er durch Papa den elementaren Nutzen dieser Haushaltstätigkeit schätzengelernt hatte: „Siehst du, jetzt sind die Nägel schön sauber!“

Wir stiegen wieder ins Auto ein, und es blieben nur mehr ein paar Stunden Fahrt. In Odense angekommen, kurbelten wir schnell die Fenster runter, bei welchem Wetter auch immer. Es ging darum, als erster den Algengeruch und die Meeresluft einzuatmen. Dann erblickten wir den Fjord, die Stadt und die Brücke. Wir waren endlich angekommen!

Wir sahen Farmor und Bedstefar,[34] unsere Wahlgroßeltern, wieder. Um uns willkommen zu heißen, hatten sie die dänische Flagge in ihrem Garten gehißt. Im Garten war ein Strauch voller roter Johannisbeeren, die wir lutschten, um die Zeit bis zum Abendessen zu überbrücken. Es gab immer das gleiche Essen: Kartoffel und Frikadellen (Fleischbällchen mit Semmelbrösel und Brot, mit Zwiebeln gewürzt), serviert mit der deftigen traditionellen braunen Soße, die die meisten dänischen Gerichte begleitet. In diesem Land an der Ostsee, geprägt von skandinavischem Nebel, ist die Küche zwar schlicht und ohne Raffinesse, aber natürlich und nahrhaft.

In Kerteminde haben wir verschiedene Ferienwohnungen gehabt, immer nahe am Sydstrand, dort wo Mama früher gewohnt hatte.

Es waren immer kleine Ferienwohnungen, deren Keller wir als Schlafräume einrichteten, damit alle Kinder einen eigenen Platz hatten. Es war rustikal, etwas feucht und dunkel. Wenn wir im Keller schlafen durften, war das aber für uns ein Zeichen, daß wir groß geworden waren.

Dänemark, unser jährliches Sommerurlaubsziel, bis wir achtzehn wurden, ist unser Lieblingsort gewesen, verbunden mit unveränderlichen Traditionen, die wir jeden Sommer begeistert wiederentdeckten. Dabei lebte etwa folgende Tradition weiter: Ein Fleckchen Strand, von dem Mama und ihre Jugendfreundinnen dank ihrer großen Zahl und Hartnäckigkeit Besitz ergriffen hatten, blieb der Treffpunkt aller hiesigen Freunde und fortan ihrer Kinder und Enkelkinder. Wehe dem, der sich anmaßte, den Fuß in unseren „gryde“ zu setzen! Der unberührte Strand ist von wildwachsenden Gräsern überwuchert. „Gryde“ nennt man jene Sandflächen, die durch die Flora vor dem Wind geschützt sind. Der Fremde hätte um fünf Uhr morgens aufstehen müssen, um als erster an Ort und Stelle zu sein, noch vor meiner Mutter, die bei

Tagesanbruch in der Ostsee badete und Decken ausbreitete, um potentielle Eindringlinge abzuschrecken.

Den Einheimischen war das allgemein bekannt. Sie trauten sich nicht auf ein so gut behütetes Stück Land. Doch wagten es unglückselige fremde Besucher schon hin und wieder, ihr Badetuch unweit der unseren zu plazieren. Die Armen! Hals über Kopf gaben sie Fersengeld, sobald Großmütter Stunde für Stunde reihenweise mit ihren Kindern und Enkelkindern anmarschierten, denen folgende Aufträge erteilt worden waren: Sie sollten einen höllischen Lärm machen und den Ball ziellos umherwerfen. Dann sollten sie ihn zurückholen, höflich „Entschuldigen Sie" sagen und dabei mit nassen und sandigen Füßen über das Handtuch watscheln, das die schön eingecremte Dame eben feinsäuberlich auf den Sand ausgebreitet hatte.

Vierzig Jahre lang hat niemand dieser resoluten Herrschaft die Stirn geboten, nicht einmal während der Hundstage, die einmal alle zehn Jahre zur Schließung der Werke und Schulen führten und an denen die Kinder, die hitzefrei hatten, die verrücktspielende Sonne ein paar Tage genießen konnten.

Tatsächlich ließ sich nicht leugnen, daß sich das Wetter als der beste Verbündete der nach Ruhe trachtenden Frauen erwies. Weder Regen, Wind noch Sturm, rein gar nichts in der Welt konnte die felsenfeste Tradition des Strandpicknicks und des Wiedersehens um 15 Uhr unterbinden. Diese Tradition trug den Namen „kaffetid", und selbst die Berufstätigen verließen dann ihren Arbeitsplatz für eine Viertelstunde und schwangen sich aufs Rad, um zum Kaffeetrinken und Verspeisen des „brunsviger"– eines Kuchens aus Hefeteig, überzogen mit braunem Zucker, Butter und Mandeln – zu fahren: Echt lecker und sehr nahrhaft nach einem belebenden Bad in der Ostsee!

Auch wenn Mama und ihre Jugendfreundinnen es nicht wahrhaben wollten, hatten sie doch bürgerliche Manieren angenommen. Als wir klein waren, waren wir bei jedem Wetter am Strand, und wenn es regnete, wurden wir von unseren Müttern in ein kleines, blaues Zelt gebracht, wo wir eng zusammengepfercht saßen. Es konnte viele Tage durchregnen, und zum Zeitvertreib aßen wir Kekse namens „Marie-Kiks". Das Spiel bestand darin, sie zwischen zwei Fußzehen zu klemmen und zu essen, ohne sie fallen zu lassen und ohne sich seiner Hände zu bedienen.

Wir durften übrigens beliebig viel davon essen, da sie billig waren und ein Gewinnspiel beinhalteten. Auf jeder Packung war ein rundes, keksförmiges Etikett, geteilt in vier verschiedenfarbige Quadranten. Gewinner war derjenige, der eine bestimmte Anzahl unterschiedlicher Farben gesammelt hatte. Ich glaube, daß wir Hunderte und Aberhunderte davon gegessen haben, aber unsere Mütter konnten die Sammlung nie vervollständigen. Auf der Insel Fünen sind wir jedoch ganz gewiß die eifrigsten Esser gewesen. Ein paar Jahre später haben wir uns vor lauter Überdruß gesträubt, ausschließlich „Marie-Kiks", die trockenem Brot aus Kriegszeiten ähnelten, als Zwischenmahlzeit zu verzehren. Daraus haben unsere Mütter geschlossen, daß dieses Spiel nichts als Lug und Trug war. Es war unmöglich zu gewinnen, und der einzige Gewinner war die Keksfabrik, der es auf diesem Weg gelungen war, sich ihrer Ware zu entledigen. Die „Marie-Kiks" gibt es zwar immer noch, aber sie haben bestimmt ihre Rolle als Marktführer in Kerteminde eingebüßt.

1968 begann die Ära des Plastiks. Sie hielt sogar Einzug auf unserem Strand: mit der tollen Erfindung eines kugelförmigen Zelts aus durchsichtigem Plastik, von dem die Werbung versprach, man könne durch das Plastik braun werden. Die Frauen ließen sich also in der „Lichtblase" nieder und nutzten jeden noch so kleinen Sonnenstrahl aus, selbst wenn die Außentemperatur nicht sehr mild war.

1975 erlebten wir eine Art kopernikanische Wende. Da hat sich Mama eine kleine, zwölf Quadratmeter große Hütte am Strand zugelegt. Wir haben die Gemeinschaft der vergangenen dreißig Sommer auf unserem „gryde“ über Bord geworfen und sind auf demselben Strand hundert Meter weiter, auf die andere Seite des Eiskiosks, umgesiedelt. Das war uns immer als ein entfernter Vorort vorgekommen, aber zu unserem großen Erstaunen haben wir uns an den Komfort dieser Hütte auf dem Kiesstrand gewöhnt.

Zu einem solchen Bruch mit den jahrhundertelangen Traditionen ist es nicht ohne Übergang gekommen. Anfangs kutschierte Mama ihre Decken, Sonnenschirme, ihren Kaffee und den legendären „brunsviger“ in einem alten Kinderwagen, der früher allen Strandkindern als Schlafplatz gedient hatte. Die Fußgänger schauten, wie sie entlang der Strandpromenade ihren randvollen Kinderwagen vor sich herschob, und manche, kühner als andere, neigten den Kopf tiefer, damit sie einen Blick auf das arme, unter dieser Ladung verstaute Baby erhaschen konnten. Das eine oder andere Mal sahen sie einen Schweinebraten, eine geräucherte Makrele oder eine reichhaltige Abendbrotplatte. Es hing von der Uhrzeit ab.

Es wurde also beschlossen, daß die Hütte, das „badehus“, so der richtige Name, „bei schlechtem Wetter“ als Unterschlupf gebraucht werden solle, den „Damen“ auch die Gelegenheit bieten werde, abends ihre Sachen dort zu lassen, um sie nicht auf dem Fahrrad mitschleppen zu müssen. Uns schien es unmöglich, auf unseren herrlichen „gryde“ zu verzichten.

Es hat sich aber gezeigt, daß der Fall „schlechtes Wetter“ mehrere Jahre hintereinander übermäßig oft eingetreten ist. Somit wurde das Hauptquartier endgültig in das „badehus“ verlegt. Da war noch etwas, was Mama sehr zu schaffen machte: Die zwei Niederlassungen führten manchmal dazu, daß wenig beherzte Gäste, die Mama am Strand besuchen wollten, ärgerlich nach Hause zurückkehrten, weil sie dachten, das schlechte Wetter habe ihre Beharrlichkeit besiegt. Da waren sie auf dem Holzweg! Wie dem auch sei, bei einem einzigen verbleibenden Niederlassungsort konnte niemand mehr fehlgehen.

Doch laßt euch, liebe Leser, nicht in die Irre führen! Auch wenn wir die Eindringlinge nicht mochten, waren uns doch die Freunde unserer Freunde willkommen. Mama hat immer für eine ganze Armada gekocht. Auf einem kleinen Gaskocher, der auch richtig gut zu den Expeditionen auf dem nördlichen Hang des Mount Everest gepaßt hätte, zauberte sie für alle Freunde, die sich zu uns gesellten, Festschmäuse.

Und Papa?

Den Strand, den Sand und das Geschwätz mochte Papa nicht und noch weniger die Untätigkeit. Aber er liebte es, wenn Mama glücklich war. Daß sie mit ihren Schulfreundinnen plaudern und ein Stück Kindheit wiederaufleben lassen konnte, machte ihn glücklich.

Jedes Jahr fuhr er mit uns hin und holte uns ab. Er blieb ein paar Tage, fuhr dann allein zurück und setzte seine Forschungstätigkeit im schwülen Pariser Sommer fort. Unter dieser Trennung litt er sehr, sagte aber kein Wort darüber. Jeden Abend setzte er sich an seinen Schreibtisch und schrieb einen Brief an Mama. An jedem Tag, an dem sie nicht zusammen waren, haben sich beide ihr Leben lang in Treue und Zärtlichkeit geschrieben. In den Briefen, die meine Eltern jeden Sommer ausgetauscht haben, läßt sich der Überdruß des Alleinseins erahnen.

Allein in Paris an seinem Schreibtisch, erarbeitete Papa wissenschaftliche Modelle. Er bereitete seine Vorträge vor, überdachte die Molekularbiologie. Erfaßt von Geistesblitzen, bestimmte er äußerst subtile Mechanismen des menschlichen Intellekts.

Unter dem Kreuz der Einsamkeit trug seine Arbeit die besten Früchte. Das Telefon klingelte nicht mehr, die Kranken waren weggegangen und das Labor war verlassen. Er war von den alltäglichen Aufgaben befreit. Wie leicht fiel es ihm da, nachzudenken und Schlüsse zu ziehen und mit der Vorsicht eines Wissenschaftlers die Annahmen lieber einmal zuviel zu überprüfen. Nicht zuletzt offenbarte sein Geist eine außergewöhnliche Intelligenz, gestützt auf ein medizinisches und biologisches Wissen, das schon immer alle, die ihn kannten, zu beeindrucken verstand.

Diese Zeit nutzte er auch, um Vorträge in der ganzen Welt zu halten. Die Fotos, die, in Kartons verstaut, durcheinander liegen, erinnern heute an die zahlreichen Reisen rund um den Globus, die Papa unternahm, weil er immerfort und unermüdlich die Dinge erklären, sie an die Öffentlichkeit bringen, Menschen überzeugen und auch selbst lernen wollte.

In Dänemark entdeckte Papa die Natur wieder. Er ging auf Entdeckungstour in den Wald, arbeitete allein in dem verlassenen Haus und stürzte sich in vielseitige Lektüre. Jeden Tag nahm er den Ritus der „kaffetid" auf sich und plauderte, scherzte in seiner unverwechselbaren liebenswürdigen Art mit den anwesenden Freunden.

Auch machte er ein paar Experimente. Grundlagen der Physik wie das Prinzip der kommunizierenden Gefäße wollte er prüfen, indem er sich auf ein Boot begab und mit den Händen derart herumfuchtelte, daß es beinahe untergegangen wäre. Über viele Jahre hinweg benutzte er die wenige Zeit, die er am Strand verbrachte, um Feuerstein zu bearbeiten und alle Werkzeuge der Menschen der Urzeit wiederherzustellen. Uns zeigte er, wie unsere Vorfahren Feuer gemacht, Messer geschliffen oder Äxte hergestellt hatten. Auch versuchte er sich im Zeichnen. Wir haben Skizzen der Kerteminder Bucht und seiner Enkelkinder wiedergefunden.

An einem schönen Tag zog Papa gerade ein Schlauchboot, in dem ein Kind saß, über den Strand. Da riefen mich Freunde und meldeten, daß Leute nach mir fragten. Ich erblickte zwei Jungen und ein Mädchen, alle um die zwanzig; sie machten einen zerlumpten Eindruck. Nach anfänglichem Zögern erkannte ich einen davon. Ich hatte ihn einmal auf einer Party bei Freunden gesehen. Als Freund eines meiner Freunde waren ihm meine dänische Herkunft und Mamas legendäre Gastfreundschaft bekannt. Gerade von einer schönen, aber beschwerlichen Reise im skandinavischen hohen Norden zurückgekehrt, hatten sie mit der Hilfe von Leuten aus der Stadt unseren Strandort angepeilt. Insgeheim hofften sie auf eine tüchtige Dusche, Verpflegung und Unterkunft.

Etwas verdattert, forderte ich sie trotzdem auf, mit mir zu meinen Eltern an den Strand zu gehen. Plötzlich sah ich, wie der große Junge mit braunem Haar, den ich nicht kannte, und das Mädchen stutzten, stehenblieben, sich einander zuwandten und ausriefen: „Meinst du, das ist er?"

Diese beiden, die seither zu unseren besten Freunden zählen, hatten mehrmals an Vorträgen von Papa teilgenommen. Seinen Mut hatten sie bewundert, auch hatten sie seine Einstellung gegen die Abtreibung unterstützt. Den großen Wissenschaftler und Redner hatten sie erlebt, und nun sahen sie ihn auf diesem Kieselstrand an der Ostsee wieder, wie er im Wasser rannte, ein Kind in seinem Boot hinter sich herzog und mit dem Knirps fröhlich lachte.

Offen gesagt, hat mich das Erstaunen unserer Freunde überrascht, war das doch für mich das Normalste auf der Welt!

Eines Tages wurde es stürmisch. Die See tobte und schlug große Wellen. Der Himmel wurde schwarz, und der Wind riß alles mit sich fort. Der Regen zu Zeiten der Tagundnachtgleiche kündigte das Ende der Ferien an. Unsere kleinen Freunde waren schon seit ein paar Wochen wieder in der Schule. Wir mußten nach Paris zurück.

Mama machte sich ans Packen. In den Koffern brachte sie für den Winter ein Stück Dänemark mit nach Hause: Rotkohl für Weihnachten, Heringe und geräuchertes Fleisch für ihre Gäste, etwas „coulor“ [35] für gute, braune Soßen, ein bißchen Schwarzbrot und Federbetten für die Kinder. Wir nahmen Abschied von unseren Wahlgroßeltern Farmor und Bedstefar, die uns ganz fest an sich drückten, mit Tränen in den Augen, immer in Sorge, im nächsten Jahr nicht mehr da zu sein und uns zum letzten Mal zu sehen.

Unsere letzte Schale Milch tranken wir nach dem Abendessen mit Freunden in der Hütte am Ende des Gartens. Hier hatten wir unser Generalquartier eingerichtet, in dem wir uns jeden Abend mit den Kindern der Stadt trafen. Unser letzter Blick galt der See. Nach dem Spaziergang am Hafen gingen wir ganz traurig zu Bett. Bis zum nächsten Jahr war noch eine halbe Ewigkeit!

Am folgenden Tag, in aller Frühe, warteten schon ein paar Freunde, die nicht zu den Morgenmuffeln gehörten, auf uns. Für einen letzten Abschied waren sie auf dem Drahtesel gekommen. Mit dem Boot im Schlepptau fuhr das Auto los und ließ Fjord, Meer und Erinnerungen hinter sich.

An die Rückreise erinnere ich mich kaum. Sie dauerte gewiß genausolang wie die Hinreise, aber an sie knüpften sich weniger Aufregung und freudige Erwartung. Der Andrang auf dem Boulevard Saint-Michel, der Geruch der Rue Galande und die für den Schulanfang schon gerichteten Kleider, der dunkelblaue Faltenrock, die weiße Bluse und die Schulschürze sind die einzigen Eindrücke, die mir in Erinnerung geblieben sind. Auch erinnere ich mich, wie schwer es uns zwei oder drei Tage lang fiel, französisch zu sprechen und in unserer Muttersprache zu denken, uns von den roten Holzpantoffeln zu trennen und zu so später Stunde, nämlich kurz vor dem Schlafengehen, zu Abend zu essen.

Ein Zeuge unserer Epoche

„Derjenige, der wußte, daß er sterblich war und deshalb Gräber errichtete, derjenige, der dem verwundeten Nächsten zu Hilfe kam, ihn pflegte, ernährte und sich über viele Jahre seiner Schwäche annahm, derjenige, der viel mehr ein Meister der Kunst als einer der Technik war, wie Funde erwiesen haben, der ein Mensch wie wir war und vor weniger als hunderttausend Jahren das Licht der Welt erblickt hat, – der besitzt wirklich einen Funken intelligenter Liebe!"

1957 war Jérôme ein junger Familienvater mit drei Kindern. Zum ersten Mal verließ er seine kleine Familie, um „nach Amerika" zu reisen, wie man damals sagte. „Amerika" klang buchstäblich nach Abenteuern und Eroberungen, was das Wort „USA" nicht auszudrücken vermochte. Für einen Forscher mit poetischer Ader war dieser feine Unterschied von großer Bedeutung.

Er war gerade zum französischen Experten im Wissenschaftlichen Ausschuß der Vereinten Nationen zur Untersuchung der Auswirkungen der radioaktiven Strahlungen (UNSCEAR) ernannt worden. Die Einsetzung eines aus weltberühmten Wissenschaftlern zusammengesetzten Ausschusses, der sich mit den schwerwiegenden Problemen der Radioaktivität beschäftigte, war ein paar Jahre nach Hiroshima und Nagasaki ein aufsehenerregendes Ereignis. Mitten im Kalten Krieg tagten Amerikaner und Sowjets zum ersten Mal zusammen und versuchten, gemeinsam einen Bericht auszuarbeiten.

Vom Hotel Winsor aus schilderte Jérôme seine ersten Eindrücke von einer spannenden Weltstadt, in der die Vereinten Nationen zu Gast waren. Von nun an fingen meine Eltern an, sich per Luftpost Briefe zu schreiben. Dieser über Jahre hinweg anhaltende Briefwechsel sollte sich bei jeder neuen Reise fortsetzen.

Dort traf er alle hochkarätigen Persönlichkeiten der Naturwissenschaften. Mit den bekanntesten Genetikern der damaligen Zeit – alles Amerikaner – freundete er sich an. Frankreich machte seine ersten Schritte auf diesem ganz neuen Spezialgebiet.

So begann die Weltkarriere des „Frenchie", der innerhalb von ein paar Monaten – abends nach den Arbeitssitzungen – Englisch mit der Methode Assimil lernte. Nach kurzer Zeit konnte er fließend Englisch sprechen, allerdings mit einem süßen Akzent, der für amerikanische Ohren besonders wohlklingend war.

Diesem Komitee verdanken wir das Verbot jenes Zauberkästchens, das dem Kunden früher im Schuhgeschäft vorgestellt wurde. Der Kunde setzte seinen Fuß darauf, und dank der Röntgenstrahlen konnte leicht festgestellt werden, ob die Fußzehen genügen Platz hatten oder nicht. Wenn auch die Strahlendosis für den Kauf eines einzigen Paares Schuhe im Jahr durchaus erträglich war, machte sie doch den Beruf der Schuhverkäuferin höchst gefährlich.

Das ist jedoch nur eine Anekdote. Diesem Komitee ging es vor allem darum, daß sich Wissenschaftler treffen und über ein politisch sehr heikles Thema austauschen konnten, während Amerikaner und Russen in eine beispiellose militärische Konfrontation geraten waren. Des öfteren stellte Jérôme Lejeune als Berichterstatter der Gruppe ein Konsenspapier vor, das die Amerikaner zufriedenstellte und die Russen davor bewahrte, das Gesicht zu verlieren.

Viel Geschick und seine ganze Überzeugungskraft mußte er inmitten des Kalten Krieges aufbieten: In dieser Zeit wurde das Gerücht eines dritten Weltkriegs geschürt, der mit größter Wahrscheinlichkeit atomaren Charakters gewesen wäre und entweder durch die Raketen in Kuba, bei dem Vorfall in der Schweinebucht, oder durch die Stellvertreterkriege in Asien und Afrika hätte ausgelöst werden können. Das bescherte Jérôme Lejeune zum einen die ehrliche Freundschaft der amerikanischen Wissenschaftler, zum anderen zollten ihm seine sowjetischen Kollegen gebührenden Respekt, da sie ihm dankbar waren, nicht in eine aussichtslose politische Debatte hineingezogen zu werden. An diesem Ort vermittelte also der kleine Franzose, und auf seine Art und Weise übernahm er die Rolle, die Frankreich auf der Weltbühne spielen wollte.

1962 wurde er zum Experten für Humangenetik in der Weltgesundheitsorganisation ernannt. Von dieser Zeit an war ihm sein internationaler Ruf nicht mehr zu nehmen. Er entdeckte die erste Krankheit durch Chromosomenaberration und eröffnete so ein neues Forschungsfeld. Mehrmals wurde er als Experte vor Parlamente, Ausschüsse und Gerichte in den USA, auch in Österreich, England und Neuseeland, sogar nach Moskau geladen.

Damals gab es den kleinen Rollkoffer noch nicht. Er hatte einen Prototyp entworfen, den er auf Reisen einmal als Handgepäck in die Flugzeugkabine verstauen und ein anderes Mal durch die vielen Gänge auf den Flughäfen zum Rollen bringen konnte. In puncto Ästhetik hielt seine Ausarbeitung mit dem, was man jetzt bei den Lederwarenhändlern finden kann, nicht mit, aber sein Rollkoffer war äußerst stabil und zog sehr oft die Aufmerksamkeit seiner Reisegefährten auf sich, die unter der Last ihres Koffers ächzten.

Ähnlich einem Pilger packte er seine sieben Sachen, wenn er mit dem Flugzeug reiste: Einen alten, warmen Pulli und eine ausgeleierte Hose, damit er bequem schlafen konnte, Ohrenstöpsel, eine halbe Immenoctal-Tablette,[36] um die Nachteile der Zeitumstellung zu verkraften, und einen kleinen Rosenkranz aus Buchsholz, den er an einem ruhigen Sonntag auf dem Land gebastelt hatte.

Umgeben von einem Haufen Dokumente, vorbereitet für seine Aussage vor dem Gericht in Maryville in den USA, schnitzte Jérôme Holz. Aus einem kleinen Zweig, den er in Scheibchen geschnitten hatte, bastelte er kleine und ovale Gegenstände. Die Mitte war hohl und nach dem Maß des Zeigefingers des Besitzers in spe bemessen, nach dem Durchmesser des ersten Fingergliedes maßgeschneidert. Das zweite Fingerglied durfte aber nicht durchpassen, sonst wäre es zu weit. Rings herum waren hübsche kleine geschnitzte Zähnchen so glattgeschliffen, daß sie sich samtweich anfühlten und dadurch eine beruhigende Wirkung erzielten. Eine breitere Perle war die Krönung des Gegenstands, darauf wurde ein Kreuz geschnitzt.

Auf diese Weise hat mein Vater Hunderte von Fingerrosenkränzen geschnitzt. Es liebte es, mit den Händen zu arbeiten. Er war glücklich, wenn er seine Gedanken schweifen lassen und ganz frei nachdenken konnte. Es war ihm schließlich eine Freude zu beten, jenes Gebet des Arbeiters, der dem Herrn das, was er erschaffen hat, auch schenkt.

Seine Fingerrosenkränze aus Holz waren sehr beliebt. Sie waren schön, fanden ihren Platz in der Hosentasche oder in der hohlen Hand, und jeder war ein Unikat. Begleitet haben sie Freud und Leid zahlreicher Menschen; darunter waren uns viele fremd, aber es gab auch sehr bekannte Persönlichkeiten, die meinen Vater um einen Rosenkranz gebeten hatten. Mit dem Rosenkranz ließ er sie an seiner Freundschaft, seinem Mut und seinem Gebet teilhaben.

Der glückliche Empfänger dieses Geschenks war sogar versichert: Nicht gegen den Verlust, sondern gegen einen möglichen Verschleiß. Als einzige Entschädigung wurde mit ihm vereinbart, daß er ein jährliches Gesätz für den Hersteller beten würde.

Jean-Thomas ist vierzehn Jahre alt. Er geht gern zu seinem Großvater ins Büro. Wie alle Enkelkinder findet er eine Ausrede oder eine Frage, die das Klopfen an der Tür rechtfertigen. Er schaut ihm so gerne beim Holzschnitzen zu, und vielleicht darf er es selbst versuchen?

„Großvater, ist es kalt in Moskau?"

„In dieser Jahreszeit gibt es sicherlich Schnee, und es hat minus vierzig Grad. Dort kannst du im tiefsten Winter nicht ohne einen sehr dicken Mantel, Handschuhe und die besonders warme Pelzmütze hinausgehen."

„Warst du schon auf dem Roten Platz?"

„Aber ja! Dort habe ich mehrmals vor Kälte gezittert. Weißt du, ich bin ein Stammgast bei Beerdigungen der Staatspräsidenten. Als Vertreter der Päpstlichen Akademie der Wissenschaften werde ich von dem Heiligen Vater hingeschickt. Da die Regierungschefs dort sehr alt sind, kommt es oft vor, daß sie sterben. Moskau ist eine prächtige Stadt, auch wenn die armen Verhältnisse und die Traurigkeit ins Auge springen. Trotz der kommunistischen Diktatur lebt Großrußlands Seele fort."

„Hast du dort Freunde? Hast du jemals Drohungen vom KGB erhalten?"

Großvater lächelt und drückt Erwan an sich, den neugierigen und abenteuerlustigen neunjährigen Enkelsohn. Damals war die Berliner Mauer noch nicht gefallen und auf dem Ostblock lastete immer noch der Kommunismus.

„Nein, mein Kleiner; dort habe ich sogar echte Freunde."

„Das gibt's doch nicht! Du bist doch gegen die Kommunisten, und dort wimmelt es davon. Hattest du nie Angst, entführt zu werden?"

„Ich bin vor langer Zeit nach Rußland gereist. Hör mal zu, dort war ich zum ersten Mal im Jahre 1964. Ich sollte einen Vortrag vor der Sowjetischen Akademie der Wissenschaften halten und über die moderne Genetik reden. In jener Zeit gab es allerdings eine offizielle Lehre, die sogar in eine unpolitische Wissenschaft wie die Genetik vorgedrungen war. Ein gewisser Lyssenko,[37] der sich selbst zum Wissenschaftler ernannt hatte, hatte eine Theorie aufgestellt, nach der erworbene Eigenschaften vererbt würden."

„Was bedeutet das, Großvater?"

„Ganz einfach: Alles, was du in deinem Leben lernst, ob gut oder schlecht, verändert deine Gene und wird deinen Kindern vererbt. Dieser wissenschaftliche Unsinn kam den kommunistischen Machthabern gerade recht. Ein guter Kommunist bekam Kinder, die gute Kommunisten waren. So wurde eine bessere Welt geschaffen und nebenbei gesagt, so konnten die Kinder der Mächtigen Privilegien beibehalten, die den schwierigen Alltag der Menschen ignorierten."

„So ein Schwachsinn! Jeder Trottel weiß doch, daß das nicht möglich ist!"

„Da hast du recht, mein lieber Jean-Thomas, aber das wurde auf eine subtilere Art vermittelt, mit wissenschaftlichen Wörtern, die alles durcheinanderbringen. Und vergiß eines nicht: Es war für die sowjetischen Wissenschaftler sehr gefährlich zu widersprechen."

„Was ist nun passiert?" fragt Erwan ungeduldig. „Haben dich die Agenten des KGB ins Gefängnis werfen wollen?"

„Nein. Als ich aber den Vortrag halten wollte, der – das versteht sich von selbst – im krassen Gegensatz zu dem Lyssenkoismus stand, wurde mir der Zugang zum großen Saal der Akademie der Naturwissenschaften verwehrt, offiziell begründet durch am Vorabend begonnene dringende Arbeiten. Dadurch wollte man mich daran hindern, meine sowjetischen Kollegen zu treffen und mich zur Rückreise mit dem nächsten Flugzeug nach Paris bewegen.

Damals fand die Weltausstellung in Moskau statt. Ich traf den französischen Botschafter und fragte ihn, ob er mir einen Saal im französischen Pavillon reservieren könne. Er hat mich sehr herzlich empfangen und gestattete es mir, meinen Vortrag zu halten.

Anfangs habe ich Moskauer gesehen, die sich zu den französischen Teilnehmern gesellt hatten. Bekleidet waren sie mit dickem Mantel mit hochgestelltem Kragen und tief ins Gesicht gedrückter Pelzmütze. So kalt schien es mir jedoch nicht zu sein. Während ich sprach, sah ich, wie sie einander beobachteten. Ein Moskauer fing an, als erster seinen Hut abzunehmen, und die anderen machten es ihm nach. Es waren die Mitglieder der Akademie der Wissenschaften. Sie waren gekommen, hatten einander gezählt und gesehen, daß sie in der Mehrheit waren. Kurze Zeit später wurde Lyssenko per Abstimmung der Akademie abgesetzt. Darum habe ich wahre Freunde in Rußland."

„Wurdest du nicht vom KGB verfolgt?" fragt Erwan, der etwas enttäuscht ist, daß Großvater nicht als ein gefährlicher Spion angesehen wurde.

„Damals war man stets in Begleitung, wo auch immer man hinging. Die Touristenführer waren in Wirklichkeit Spione, die uns auf Schritt und Tritt überwachten."

Gottlob! Die Ehre ist gerettet. Großvater ist ein Held, der dem KGB getrotzt hat, denkt Erwan bei sich.

„Man wollte mich sogar mit Hilfe einer jungen Frau in die Schlagzeilen bringen. Sie war bildhübsch und warf mir verliebte Blicke zu. Aber so etwas durchschaut doch jeder, und einem alten Hasen wie mir kann man nichts mehr vormachen. Wie konnte sie sich überhaupt für einen alten Mann interessieren? Ich fand, daß sie alle sehr phantasielos waren, oder es war einfach pure Arbeitsroutine."

Jean-Thomas gehen Erwan, die Spione und der KGB langsam auf den Geist: „Großvater, bist du noch einmal in die UdSSR gereist?"

„Ja, mehrmals. Das Ereignis, das mich am meisten geprägt hat, war allerdings mein Treffen in Moskau im Jahre 1981 mit Leonid

Breschnew, dem damaligen Staatspräsidenten, als ich ihm eine Botschaft des Papstes überbringen sollte.

„Und die Spione haben dich durchgelassen, Großvater?" ruft Erwan.

„Was wollte ihm der Papst sagen, und warum solltest ausgerechnet du das tun?" fragt Jean-Thomas erstaunt.

Seit einer geraumen Zeit hat Großvater seine Arbeit ruhenlassen. Mit seinen Fingern streichelt er den unvollendeten Rosenkranz, als poliere er ihn schon. Links und rechts an ihn angelehnt, hören die zwei Jungen aufmerksam zu, wie wir das als Kinder nach seiner Heimkehr von Dienstreisen auch getan haben.

„Ich erzähle euch die ganze Geschichte, wenn es dich interessiert. Seit 1974 bin ich Mitglied der Päpstlichen Akademie der Wissenschaften. Zu dieser Akademie gehören Wissenschaftler aus der ganzen Welt, die den Heiligen Vater über den jeweiligen Stand sowie die Entwicklung aller Wissenschaften informieren.

Als ich jünger war, bin ich Experte für atomare Strahlung in der UNO gewesen. In dieser Funktion habe ich in einer Arbeitsgruppe der Akademie mitgearbeitet, die sich mit den Folgen der zunehmenden Verbreitung und der Modernisierung der Atomwaffen befassen sollte. Daraus hatten wir den Schluß gezogen, daß allein die Weisheit der Menschen sich einem atomaren Konflikt in den Weg stellen könnte. Die Verkleinerung und die Vermehrung der Waffen würden es jedem leichtmachen, auf sie zurückzugreifen, wenn ein Konflikt mit Beteiligung der Großmächte einträte.

Nun hat der Papst einen Gesandten mit einer Friedens- und Weisheitsbotschaft zu jedem Staatschef, der die Atomwaffe besaß, geschickt."

„Seid ihr in allen Ländern gewesen?"

„Nein, wir waren nur bei den Großmächten, die über Kernwaffen verfügen: die USA, Großbritannien, Frankreich, die UdSSR und

China. Ich wurde zu Breschnew geschickt, der mich sehr höflich empfing.

In dem damaligen Kampf um die Vormachtstellung führten Russen und Amerikaner einen Krieg der Technologie, der jede Vorstellungskraft sprengt. Es war ein Wettrüsten, das übrigens die sowjetische Wirtschaft ganz zugrunde gerichtet hat.

Mit einem prunkvollen, an den Zarenhof gemahnenden Zeremoniell wurde ich von dem kranken und gebrechlichen Breschnew in stocksteifer Haltung empfangen. Als ich ihm die Botschaft des Papstes vorlas, konnte ich einen Anflug von geheimem Einverständnis auf seinem undurchdringlichen Gesicht erhaschen. In der Tat, einzig und allein die Weisheit der Menschen konnte die Auslöschung der Menschheit verhindern, nur die klugen Regierenden dieser Welt konnten jenes Wettrüsten aufhalten, das ganz auf den Krieg ausgerichtet war und unvermeidlich zur Katastrophe führen würde. Nachdem er mir eine förmliche Rede vorgelesen hatte, sprach er Friedensworte wie ein Mann, der nach Ruhe trachtet. Mich hat das sehr beeindruckt."

„Kennst du viele Staatsmänner dieser Art?"

„Weißt du, mein Junge, der Kammerdiener sieht die Größe seines Herrn nicht. Dennoch habe ich viele Zwiegespräche mit wichtigen Männern geführt, die besser verstehen wollten, was die Wissenschaft uns über die Herkunft des Menschen lehrt. Dieses große Geheimnis fesselt alle Menschen, sogar die Mächtigen. Den japanischen Kaiser, den spanischen König, den König von Belgien, den Staatspräsidenten der USA, die Königin aus England und noch weitere Persönlichkeiten habe ich getroffen. Auch vor Parlamenten im Ausland wie zum Beispiel dem englischen Unterhaus und dem amerikanischen Senat habe ich mein Zeugnis abgelegt. Allen habe ich stets die eine und selbe Geschichte erklärt, die des Däumlings, die ihr gut kennt. Es ist die schönste Geschichte der Menschheit, und sie beginnt jeden Augenblick von neuem, wenn ein neues Leben im Verborgenen entsteht: ein großartiges Wunder."

„Wie hast du es geschafft?"

„Ich habe mit ihnen ganz genau wie mit euch gesprochen. Mein schönstes Erlebnis aber ist der Prozeß in Maryville. Darüber habe ich sogar ein Buch geschrieben.[38] Nun erzähle ich es euch, wie ich das schon vor vielen Zuhörern gemacht habe:

Es geschah in der Woche des 15. Augusts. Ich war gerade im Labor, als mich einer meiner amerikanischen Freunde, Herr Palmer, ein Anwalt, anrief. Er sagte mir: ‚Aus der Zeitung habe ich gerade erfahren, daß heute und an den nachfolgenden Tagen ein Prozeß in Maryville in Tennessee geführt wird. In diesem Prozeß geht es um ein Scheidungsverfahren. Eine junge Frau namens Mary konnte auf Grund verschlossener Eileiter keine Kinder bekommen. Eine künstliche Befruchtung wurde durchgeführt, blieb aber ohne Erfolg. Dann wurde das Verfahren einer In-Vitro-Fertilisation eingeleitet. Das heißt, Eizellen wurden aus dem Eierstock entnommen und die Befruchtung erfolgte im Labor. Zwei Embryonen wurden in die Gebärmutter zurückübertragen. Leider haben sie sich nicht eingenistet, und die sieben anderen Embryonen wurden eingefroren.'

Mein Freund Palmer setzte fort: ‚Das ist ein Scheidungsverfahren. Offenbar hat das Paar weder diesen letzten Mißerfolg noch den Gedanken ertragen, daß ihre eigenen Kinder in der Tiefkühltruhe gelandet sind. Schlußendlich wollen sich Mann und Frau scheiden lassen. Über die Vermögenstrennung – Wohnung und Auto – sind sie sich ganz einig, nur nicht über die Kinder. Der Mann will, daß man sie vernichtet; die Frau hingegen wünscht sich das Sorgerecht, damit sie die Kinder auf die Welt bringen kann. Wollen Sie kommen und vor Gericht in Maryville eine Aussage machen?'

Ich erwiderte: ‚Worüber sollte ich eine Aussage machen?'

‚Sie bezeugen, daß es Menschen sind. Denn das amerikanische Recht unterscheidet bei Scheidungsprozessen nur zwischen zwei Kategorien: Es geht entweder um eheliche Vermögensgegenstände, die aufgelöst werden, oder um Kinder, deren Sorgerecht erteilt werden soll.'

Die göttliche Vorsehung gibt gelegentlich Zeichen. Anschließend habe ich ihm folgende Frage gestellt: ‚Was will diese junge Frau wirklich?'

‚Nun, folgendes hat sie gesagt: Wenn das Gericht es mir nicht erlaubt, meine Kinder großzuziehen – und mit ihren Kindern meinte sie ihre kleinen, eingefrorenen Embryonen –, so will ich zumindest erreichen, daß man sie nicht tötet. Wenn man sie mir nicht geben will, soll man sie wenigstens am Leben lassen, indem man sie einer anderen Frau gibt.'

Daraufhin sagte ich Palmer: ‚Also gut, in diesem Fall komme ich. Dieser Prozeß da wurde schon einmal geführt! Die Frau gab genau dieselbe Antwort, die die wahre Mutter einst König Salomon gegeben hatte.[39] Hören Sie, das Urteil des Salomon wird, soviel ich weiß, etwa einmal alle dreitausend Jahren gefällt. Wenn sich die Geschichte jetzt dort zuträgt, lohnt sich die Fahrt allemal!'

Also bin ich nach Maryville geflogen. Das ist eine unglaubliche Geschichte, aber ich erzähle an dieser Stelle nur die lautere Wahrheit. Marie hieß die Frau. In Maryville kam der Fall vor Gericht, Christenberry hieß ihr Anwalt. Erst bei meiner Ankunft habe ich all das erfahren.

Der Prozeß hat einen außergewöhnlichen Verlauf angenommen. Denn er bewegte ganz Amerika aus einem ganz besonderen Grund: Wir waren im August, und das Ungeheuer von Loch Ness war immer noch nicht wiederaufgetaucht.

In den amerikanischen Zeitungen machte der Prozeß daher jeden Tag Schlagzeilen – mit Fotos von Marie, ihrem Mann und auch von mir.

Das Erstaunliche dabei war, daß es etwa fünfzehn Kameras gab, die alles live über Satelliten in ganz Amerika ausstrahlten. Dem ganzen

Spektakel zum Trotz entstand bei mir der Eindruck, daß diese Leute das nicht auf die leichte Schulter nahmen. Es war wirklich ein Ereignis, dessen Tragweite ihnen nicht entging.

Die Aussage will ich euch nicht wiederholen. Es war eine ganz einfache Aussage. Als Genetiker sollte ich nur erklären, was man wußte: Vom Augenblick der Zeugung an seien sämtliche notwendige Informationen da, und es handle sich ohne Zweifel um sehr junge menschliche Wesen. Ausgesprochen junge Menschen, unglaublich junge Menschen! Es seien wirklich Wesen, und die Bestimmung ihres Erbguts mache es mir möglich, auszusagen, daß die Embryonen menschlich seien. Ferner: Ein Wesen mit menschlichen Genen sei ein Mensch.

Daß man sie konserviert habe, weil die Zeit angehalten worden sei – indem die Temperatur gesenkt wird, wird jegliche Bewegung der Moleküle gestoppt, so daß die Zeit für sie nicht mehr weiterläuft –, ändere nichts an der Tatsache: Zwar sei die Zeit für sie angehalten worden, aber sie würden ihr Leben fortsetzen, wenn man es ihnen ermöglichen würde. Um der Richterin zu einem besseren Verständnis dieser Prozedur zu verhelfen, gebrauchte ich ein sehr einfaches Wort. Ich sagte ihr:

‚Diese sehr jungen menschlichen Lebewesen sind eingefroren und zu Tausenden in einem ausgesprochen kleinen Volumen konserviert, in dem die Zeit selbst angehalten ist. Sie sind, genauer gesagt, in einem ‚concentration can‘ [40] aufbewahrt, einem Behälter, in dem sie dicht beieinander gelagert werden.‘

Einige Journalisten haben das Wort mit Konzentrationslager übersetzt. Bei der Wortwahl war die Alliteration zwar vielleicht beabsichtigt gewesen, aber die Journalisten hatten sich gewaltig getäuscht: In der Tat ist das Konzentrationslager eine Einrichtung, die den Tod auf rasante Weise beschleunigt, während die sogenannte ‚concentration can‘ ein Behältnis ist, das den Zustand des Lebens einfriert.

In beiden Fällen geht es um Unschuldige. Die Unschuld derjenigen, die in einem engen Raum eingesperrt sind, mag wohl der Grund für den Assoziationsfehler gewesen sein, den die Journalisten machten, als sie ‚can' mit ‚camp' übersetzten. Ich befürchte, daß unsere Gesellschaft auch in diesem Punkt gewaltig irrt und daß sie, wenn es um die Technologie geht, diese Konzentration der Unschuldigen akzeptiert, obwohl sie keineswegs harmloser ist als jene, die früher an anderen, weit geräumigeren Orten stattgefunden hat, in denen aber die Menschen in einem nicht minder frostigen Umfeld zusammengepfercht waren. Darin waren sie nicht nur eingesperrt, auch ihre Zukunft wurde zum Stillstand gebracht.

Die Richterin hat sehr lange nachgedacht. In einem Monat wollte sie ihr Urteil verkünden. Den richterlichen Beschluß hat sie in vierzig Seiten festgehalten. Sorgfältig habe ich ihn gelesen, und es ist überwältigend!

Dale Young, eine unbekannte Richterin, zuständig für die kleine Stadt Maryville bei Knoxville im Staat Tennessee, hat im amerikanischen Common law für alle Zeit verankert, daß der Mensch von der Empfängnis an ein Mensch ist. Die Richterin hat ein salomonisches Urteil gefällt, denn sie hat gesagt:

‚Derjenige, der den Kindern das Leben schenken will, soll sie in seine Obhut nehmen.'"

Jean-Thomas und Erwan haben andächtig zugehört. Gestärkt durch das Vertrauen, das ihr Großvater ihnen – als seien sie Erwachsene – entgegengebracht hat, während er sie in die Geheimnisse des Buches des Lebens eingeweiht hat, entfernen sie sich. Großvater hat seine Bastelarbeit wiederaufgenommen und schnitzt wie eine Opfergabe den nächsten Fingerrosenkranz, den er einem jungen Priester, dessen Apostolat in einem gefährlichen Vorort beginnt, schenken will.

Ein Sonntag auf dem Land

„Es ist schon bemerkenswert für einen Genetiker, daß wir ein und dasselbe Wort verwenden für einen Gedanken, der in unserem Geist entsteht, und auch für die Entstehung eines neuen Menschen. Wir verfügen über ein einziges Wort: ‚conception'. Eine Idee wird gefaßt, eine Frau empfängt ein Kind.[41] Und die Genetik lehrt uns, daß wir zu Recht dasselbe Wort gebrauchen. Empfängnis, was ist das? Die Information ist wirklich in der Materie verschlüsselt, so daß die Materie als solche keine Materie mehr ist, sondern ein neuer Mensch."

Das Wortgefecht ist in keiner Weise ein Zweikampf, es ist kein Wettstreit und auch kein Drang, den anderen zu beeindrucken und ihn mit der eigenen Intelligenz und dem eigenen Talent zu übertrumpfen.

Die zwei Männer sitzen etwas abseits. Sie reden miteinander und debattieren, vereint in einer anderen Welt. Sie bereichern einander.

Es sind Geistesblitze, humorvolle Spitzen, vorgetäuschte Zornanfälle und manchmal Anwandlungen von Boshaftigkeit. Im Gespräch wird den Gedanken freien Lauf gelassen. Man springt vom heiligen Thomas von Aquin zu der brandneu erfundenen Laserabtastung. Groß ist die Empörung über die letzte Sendung von Pivot,[42] in der Herr Soundso, der letzte Idiot, sich zu der präraffaelitischen Malerei geäußert und dabei Unsinn geredet hat. Das jüngst gekaufte Auto des einen wird erwähnt, während über die aktuelle wissenschaftliche Forschung des anderen ausführlich diskutiert wird.

Der eine malt die Seelen, der andere pflegt die Körper.

Der eine ist ein Gelehrter, der andere ein Künstler.

Der eine lebt wie ein Mönch, der andere reist für Konferenzen um die Welt.

Der eine lebt in Abgeschiedenheit, der andere in der Welt.

Mit Beschaulichkeit erfaßt der eine die Welt in ihrer schöpferischen Pracht, mit beobachtendem Blick erfaßt der andere jene Fülle der Welt durch die verzahnten Vorgänge des Lebens.

Beide sind Männer mit Überzeugung und einem starken Glauben.

Beide haben ein großartiges Talent.

Beide sind durch eine echte Freundschaft eng verbunden.

Es sind Brüder, verbunden durch ein unaussprechbares heiliges Familienband.

Onkel Philippe[43] ist Papas ältester Bruder. Er ist Maler, aber auch Philosoph, Theologe, Musikliebhaber, außerdem ein erfinderischer Bastler. Er beschreibt sich als Autodidakt, und dafür spricht seine außergewöhnliche und vielseitige Bildung.

Als leidenschaftlicher Mensch, der sich aber von der Welt losgesagt hat, hat er den Weg der Zurückgezogenheit gewählt, und gleichzeitig erlebt er die Welt mit voller Hingabe. Für die Jugendlichen der Stadt Étampes hat er ein Atelier gegründet, das sich im Laufe der Jahre zu einer richtigen Kunstschule entwickeln wird.

Alles begeistert und bezaubert ihn, regt ihn auf, nervt ihn entweder gewaltig oder ist ihm völlig egal. Er ist das Gegenteil eines lauen Menschen. So wie er glaubt, so lebt er. Strahlend trägt er sein Kreuz.

Wie sein Bruder ist er ein Botschafter. Von den modernen Menschen unverstanden, bringt er die Quintessenz des Menschen und dessen Leben auf die Leinwand: das strahlende göttliche Licht im Spiel der Farben und der Bewegung. Seinen Schülern sagt er: „Euer Werk darf nicht um seinetwillen betrachtet werden, sondern vielmehr dessentwegen, was es jenseits der Pinselstriche offenbart."

Das klingt erhaben, und wer könnte besser als er, dessen Blick stets auf die Schönheit und auf Gott gerichtet ist, das Unaussprechliche erahnen?

Unserem Empfinden nach konnte die Zeit unserem Onkel Philippe weder mit dreißig noch mit siebzig Jahren etwas anhaben. In seinen Gesichtszügen verschmolzen Sorgenfalten und jugendliche Hoffnung, die wahre jugendliche Hoffnung. Jeden Sonntag gegen 16 Uhr näherte sich seine magere Gestalt in leicht gebeugter Haltung unserem Haus. Er wollte sich mit seinem „alten Bruder" – so nannten die beiden sich gegenseitig – unterhalten. Als Jugendliche haben wir diese Unterhaltungen regelrecht ausgekostet: einen kunterbunten Austausch über unbedeutende Tagesthemen, philosophische und wissenschaftliche Gedanken, gespickt mit stillen Zeiten und köstlichem Humor. Ach, wie hätten sie ohne diesen Humor überlebt?

Sie hatten den eigentümlichen Drang gemeinsam, für alles, was sie einmal gesehen oder gehört hatten, eine Erklärung zu suchen. Manchmal wurden die unpassendsten Hypothesen aufgestellt, aber daran nahm niemand Anstoß. Sie ließen ihren Gedanken freien Lauf, und es konnte wohl sein, daß sie später in entgegengesetzter Richtung argumentierten. Die Gedanken waren frei, gingen hin und her, schöpften einmal aus dem Gedächtnis, einmal aus dem Wissen. Zuweilen waren die Aussagen maßlos, manchmal falsch, manchmal richtig. Oft war es lustig, immer brillant.

Stets darauf bedacht, das Herz des Menschen zu verstehen, haben diese zwei Männer es nie für richtig gehalten, das ihnen von ihren Eltern anvertraute spirituelle und intellektuelle Erbe in Frage zu stellen. Eines Tages sagte mir Onkel Philippe:

„Vergiß niemals die entscheidende Rolle, die meine Eltern für ihre Kinder gespielt haben! Beide waren sehr gebildet, liebten die Musik und die Malerei. Uns haben sie auf den Geschmack der schönen

Literatur gebracht, so daß wir mit fünfzehn Jahren schon alle großen Klassiker lesen und schätzen gelernt haben."

Als sie erwachsen waren, haben sie dieses elterliche Erbe für gut und schön befunden. Ohne es anzufechten, haben sie es gepflegt.

Ihre Beziehung wurde nie durch Neid oder Wettstreit getrübt. Beide durchliefen folgendes eigenartiges Ritual: Sobald einer etwas entdeckt, ein wichtiges Werk vollbracht oder nur einen Lösungsansatz gefunden hatte, gab er es dem anderen weiter, damit dieser es kritisch prüfe. Erst dann erklärte er selber sein Werk für gültig.

Papas Familie könnte durchaus den Stoff für einen Roman liefern. Die mit den gesellschaftlichen Konventionen ringenden Haltungen sowie die Dramatik der Gefühle haben etwas von Balzac an sich. Von der Familie besitzen wir nur Bilderbogen von Épinal. Da war ein Urgroßvater, der in der Nähe der Place de l'Odéon ein Geschäft mit orthopädischen Schuhen betrieb. Auch gab es einen Großvater, Tierarzt von Beruf, der als erster die Ovarektomie[44] bei Kühen durchgeführt und das Lied „Zum Geflügel" verfaßt hatte, welches, so erzählt man, noch heute von den Studenten für Tiermedizin in Maisons-Alfort gesungen wird. Von der angeheirateten Familie wurde er eines „voltairischen Geistes" bezichtigt, jedoch wurde er von seiner sehr frommen Frau vor allem Übel bewahrt. Die beiden hatten nur eine Tochter, Marguerite Marcelle Lermat. Sie genoß die beste Erziehung und sollte meine Großmutter werden.

Mit siebzehn heiratete sie Pierre Lejeune, den Sohn des Bürgermeisters von Montrouge, der zehn Jahre älter war als sie. Offenbar heiratete er sie wegen ihrer Schönheit, die runde Formen mit einem Madonnengesicht, kristallklaren und leicht kugelförmigen Augen verband, und wegen ihres ausgesprochen aufgeweckten Geistes. Einen Monat später zog er in den Krieg, und diese ganz junge Frau ließ sich allein in Paris nieder. Zu dieser Zeit war es unvorstellbar, daß eine verheiratete Frau, selbst im Alter von erst siebzehn Jahren, zu ihren Eltern zurückkehrte und bei ihnen lebte. 1915 empfing sie ihren drekkigen, stinkenden, von Läusen geplagten Mann, der Heimaturlaub erhalten hatte. Sie umarmte ihn und zog ihn an der Türschwelle aus, während das warme Wasser in die Badewanne floß.

Nachdem ihr Kinderwunsch zehn Jahre lang unerfüllt geblieben war, bekamen Pierre und Marcelle doch noch drei Kinder: Philippe und Jérôme sollten zusammen groß werden, Rémy wurde zehn Jahre später geboren. Mit einem Ford V8, den nur sie zu fahren pflegte, reiste Marcelle jeden Sommer mit ihren Söhnen nach Royan zu ihren Eltern.

Die Kindheitserinnerungen von Papa und Onkel Philippe waren in erster Linie vom Krieg geprägt. 1940 waren sie vierzehn und fünfzehn Jahre alt, und von ihrem Beobachtungsposten aus, auf der Mauer des Landsitzes in Étampes, warteten sie wie gebannt auf die Ankunft der Deutschen. Der Krieg war ein großes Abenteuer: Sie gingen nicht mehr in die Stanislas-Schule, lasen die Literaturklassiker, sagten Verse des Aischylos auf und lernten, „ihre freie Zeit zu genießen", nach einem Spruch von Montesquieu, den Onkel Philippe gerne zitierte.

Mit langem Gewehr auf dem Rücken kam ein Deutscher mit dem Rad daher. Dies war das erste Bild, das die beiden vom Überfall der Deutschen auf Frankreich ergatterten. Es gab nichts zu erobern, alle waren fort. Der kommunistische Gemeinderat hatte die Flucht ergriffen, die Bevölkerung den Weg des Exodus eingeschlagen. Pierre, der Vater, war davon ausgegangen, daß es keinen Kampf geben würde, und so hatte er sich entschieden zu bleiben.

Sofort wurde das Kommando über das Haus übernommen, und es wurde in ein Feldlazarett umgewandelt. Der „Major und Arzt" bezog die zwei Dienstbotenzimmer. Scharen von Verwundeten strömten herbei.

Zu unserem Erstaunen sind Papa und Onkel Philippe aus der Kriegszeit aus Unschuld und Jugendlichkeit gemischte Erinnerungen im Gedächtnis geblieben. Da meine Großmutter es für unwürdig und unehrlich hielt, sich des Schwarzmarkts zu bedienen, hatten sie unter Kälte und Hunger zu leiden. Auf die Bitte der Bürger hin blieb ihr Vater bis zum Ende des Krieges Bürgermeister von Étampes. Die Stadt und ihre Bewohner bewahrte er vor Übergriffen der Deutschen.

Eines Tages besuchte ihn ein Freund, der ihm vorschlug, dem Widerstand beizutreten. Er lehnte ab, denn er war der Meinung, daß er an der Seite derjenigen Bürger von Étampes, die die Stadt nicht verlassen konnten, ausharren solle. Allerdings versteckte er das Vermögen eines jüdischen Freundes, beschaffte Lebensmittelkarten für Durchreisende und organisierte die Beherbergung der britischen Piloten. Eines Tages wurde er von den Deutschen aufgefordert, die Statue eines Reichsmarschalls freizugeben, um daraus Munition für den Krieg herzustellen. Mit spöttischem Lächeln erwiderte Pierre Lejeune: „Bitte schön!" Die graugrün angeschimmelte Statue schien aus Bronze zu sein. In Wirklichkeit war sie aus Stein. Bei der Befreiung Frankreichs wurde er zu fünf Jahren Gefängnis verurteilt, weil er Bürgermeister von Étampes geblieben war. Da das Verfahren eingestellt wurde, kam er frei. Von der Überzeugung getragen, daß er seine Pflicht erfüllt hatte, kam er als gebrochener Mann aus dem Gefängnis zurück, obwohl diese Haftstrafe ihm höchstwahrscheinlich das Leben gerettet hatte.

Feststeht, daß die Familie bei der Befreiung Frankreichs von dem Grauen der Konzentrationslager erfuhr und alle Gewißheiten zusammenbrachen. Eine abscheuliche Welt tat sich vor ihren Augen auf, es würde nie mehr alles so sein wie früher.

Jeden Sonntag, bis zu ihrem Tod, besuchte uns Oma mit ihrem Sohn Philippe auf dem Land. Oma mochte es nicht, daß wir auf ihre

Füße traten und ihr mit struppigem Kopf einen Kuß gaben. Kinofilme, Witzworte und Pralinen hatte sie für ihr Leben gern.

Als wir etwas älter geworden waren, brachte sie uns das Lösen von Kreuzworträtseln bei, das sie mit einem ungewöhnlichen Talent beherrschte. Wir entdeckten den feinen und subtilen Humor sowie den unglaublich originellen Geist einer Frau, die an den gesellschaftlichen Normen weiterhin festhielt. Erst spät haben wir erfahren, daß sie sich bei der Befreiung Frankreichs für ihren Mann auf heroische und würdevolle Art eingesetzt und den Krieg in dem besetzten Étampes unbeirrt durchlebt hatte, mit erhobenem Haupt an den Deutschen vorübergehend, ohne sich je unterkriegen zu lassen.

Meinen Großvater BonPa habe ich nicht gekannt. 1958 starb er wahrscheinlich an derselben Krankheit wie sein Sohn, einer Krankheit, von der man in der damaligen Zeit sehr wenig wußte. Ich weiß, daß er Mama sehr gern hatte. Auch weiß ich, daß er eine von seinem Vater geerbte kleine Destillerie leitete und ihn die Geschäfte, die er gut führte, aber langweilten. Er war der Ansicht, daß seine Pflicht als Vater darin bestehe, seine Kinder ein wenig an jener Gesinnung des „honnête homme" teilhaben zu lassen. Auf dem Schulweg ließ er sie die Verse des Aesop und jene des Aischylos aufsagen. Bei uns ist etwas hängengeblieben: Es ist die Geschichte jenes dummen, mit Schwämmen beladenen Esels, der über seinen unter der Last des Salzes ächzenden Freund spottet. Beide überqueren einen Fluß. Alsbald lacht ihn der andere aus.

Vor allen Dingen prägte ein von BonPa gefaßter Entschluß maßgeblich den Lebensweg der zwei unzertrennlichen Heranwachsenden. 1941 entschied er, daß seine Söhne nicht mehr in die Schule gehen sollten. Er gab ihnen ein paar Texte auf, die sie aus dem Lateinischen ins Französische zu übertragen hatten. Für alles weitere leitete er sie bei der Wahl der Lektüre an. Philippe und Jérôme lasen alle Werke der Klassik, kannten Tausende von Versen und begeisterten sich für die Romane des Balzac. Herzlich lachten sie über die spaßigen Bücher von Rabelais, mühelos lasen sie Latein und Griechisch. Mit Haut und Haar verschrieben sie sich der Ausführung eines großen Vorhabens, und zwar der Gründung einer Theatergruppe. 1941, bei eisiger Winterkälte, trafen sie sich regelmäßig mit ihren Freunden in der Werkstatt, dem Haus gegenüber, und übten für eine Theatervorstellung. Für jedes Theaterstück gestalteten sie ein Bühnenbild. Jedesmal, wenn sie ihre Stücke in den benachbarten Dörfern aufführten, zogen sie die mit Kostümen und Requisiten beladenen Kinderwägen mit ihren Fahrrädern hin. Offenbar hatten sie großen Erfolg. Da übrigens einer ihrer Freunde von diesen glänzenden Anfängen sehr angetan war, hat er weitergemacht und ist Schauspieler geworden.

Papa sprach oft über diese Zeit, in der ihm die Bücher und die Künste die Tore zur Welt geöffnet hatten. Auch die handwerkliche Arbeit hatte dazu beigetragen. In diesen sehr kargen Zeiten, da schon der Besitz eines Nagels ein Schatz war, hatte es nämlich eines hohen Maßes an Kreativität zur Erschaffung der Dinge, die man sich im Geist ausgemalt hatte, bedurft. Der Experimentiergeist hatte sie auch ziemlich weit gebracht, als sie zum Beispiel, von dem unerfüllten Traum der ganzen Menschheit besessen, mit einem Regenschirm, der ihnen als Fallschirm gedient hatte, aus dem Fenster des ersten Stockwerks gesprungen waren.

1963 wurde Papa mit dem Kennedy-Preis[45] ausgezeichnet. Er flog in die USA, und zurück kam er mit einer Art Pyramide aus durchsichtigem Glas, in deren Mitte ein Engel mit Flügeln hineingeschnitzt worden war. Die Statue kam in den Glasschrank des Wohnzimmers, und stolz zeigte sie Mama den Besuchern.

Dieser Glasstatue verdanken wir viel: An einem Sonntag fuhren uns Mama und Papa mit dem Auto bis zu einer kleinen Straße im

Grünen. Da waren ein paar Häuser sowie eine hohe Hecke mit einem kleinen, weißen Gartentor aus Metall. Mama führte mich an der Hand, und wir gingen über einen weiten Rasen, der mit Blumen gesäumt war. Am Ende stand ein kleines, weißes Haus, das eine Dame allein bewohnte. Das wurde „unser Stück Land“, wo wir uns nach Abwicklung des Kaufvertrags jede Woche von Samstag nachmittags bis Sonntag abends aufhielten.

Erst viel später habe ich das Rätsel um die wunderbare Statue lösen können. Papa hatte auch Geld bekommen. Die eine Hälfte wurde der Forschung gewidmet, und die andere stand ihm persönlich zu. So wurde dieses weiße Haus für uns zu einer Oase, in der wir an den Wochenenden und in den Schulferien spielten.

Als ehemaliger Dorfbauernhof verfügte das Haus über kleine Nebengebäude. Der Pferde- und Hasenstall wurde von Papa in die „Kinderstadt“, unser angehendes Reich, umfunktioniert. In einem anderen Bau richtete Papa sein Büro ein, in dem ein buntes, geordnetes Durcheinander herrschte. Da gab es eine Werkstatt, Werkzeuge, ein Bild des Grabtuchs von Turin, Konferenztexte, Stücke von Luftschläuchen, alte Stieltöpfe und unfertige Rosenkränze. An der hinteren Wand türmte sich allerlei Krimskrams, den Papa mit stoischer Ruhe hinnahm. Es waren Dinge, die Mama nicht mehr brauchte und trotzdem aufheben wollte. Um Platz im Haus zu schaffen, das, ehrlich gesagt, für sieben sich überall ausbreitende Bewohner nicht sehr groß war, wurden sie dort gelagert. Es wimmelte vor allem von Spinnweben, für deren Schutz Papa akribisch sorgte. Es war ausdrücklich verboten, sauber zu machen. Da Spinnen Insekten fräßen, behauptete Papa, sei er vor Stechmücken, Fliegen und anderen Tierchen sicher, die ihn sonst necken würden, während er ganz in seine Gedanken versunken sei. Dann und wann holte er also seinen Besen, fegte die Holzspäne zusammen, wobei er darauf achtete, seine Gäste nicht zu stören.

An diesem Ort, an den Sonntagen und Sommertagen, dachte und schrieb er. Hier sann er über die vielen skurrilen Fragen, die ihm von seinen Kindern und später – das Rad der Zeit dreht sich! – seinen Enkelkindern gestellt wurden, und beantwortete sie. Ah! Großvaters Büro! Alles durfte man anfassen, und Großvater weihte einen jeden von uns in die Geheimnisse der Elektrizität und in die Instandsetzung des fast vierzig Lenze alten „Rennrads“ ein. Dank einer geschickten Reparatur stellte er dessen vorübergehenden Besitzer zufrieden. Ferner zeigte er, wie man Bögen, Pfeile, Burgen und eine Menge abenteuertauglicher Werkzeuge aus wiederverwerteten Gegenständen herstellte. Was für Wunderwerke sind da aus Konservendosen, geschnitzten Holzstücken und sogar aus Teilen von ausrangierten Haushaltsgeräten entstanden! Beim Lépine-Wettbewerb[46] hätte er ganz schön viele Preise eingeheimst!

Bei einer Erfindung hatten seine Kinder einen unwiderstehlichen Lachanfall bekommen, der nicht enden wollte. Jedermann weiß, daß das Gemüse weit unten am Boden wächst. Mein Vater arbeitete sehr gern im Garten, doch er litt unter Rückenschmerzen. Damals hatte er sich ein sicheres Unkrautvertilgungsmittel ausgedacht. Er hatte ein altes ausgemustertes Bügeleisen wieder fit gemacht, es am Ende eines Stiels befestigt, drehbar und im Stehen bedienbar, so daß mein Vater sich nicht bücken mußte. Unkraut verbrennen, das war der Trick! Leider hat er sich nicht bewährt, denn das Gerät war zu leistungsschwach. Einige Zeit später sahen wir jedoch in einem Katalog ein ähnliches Werkzeug, das die gleichen Merkmale aufwies. Wir haben nie erfahren, wer die Katze aus dem Sack gelassen hatte!

Einmal war er hocherfreut auf Erdbeerpflanzen gestoßen. Unter dem spöttischen Blick des Nachbarn teilte, pflanzte und begoß er sie mit größter Sorgfalt. Nach ein paar Monaten waren die Pflanzen zwar gewaltig gewachsen, aber es gab immer noch keine Erdbeeren.

Ärgerlicherweise handelte es sich bei der Pflanze um ein Unkraut, das den Erdbeeren bloß zum Verwechseln ähnlich sah.

Wir erlebten auch die Zeit des Topinamburs,[47] der bekanntlich wie Unkraut gedeiht. Das war übrigens der Hauptnutzen, den er bot. Denn nachdem uns der Geschmack des unbekannten, mit feiner Artischockennote versetzten Topinamburs überrascht hatte, wurden wir dieses in der Kriegszeit beliebten Gemüses rasch überdrüssig. Der Topinambur hat seinem Ruf als widerstandsfähige und wuchernde Pflanze alle Ehre gemacht. Er überwucherte einen Großteil des Feldes, und zehn Jahre später kam es noch vor, daß wir auf ihn trafen.

Mein Vater liebte die Aufenthalte auf dem Land. Sonntags ging er allein mit seinem Gehstock in die Felder hinter dem Hügel spazieren. Er kannte alle Tierarten, die auf dem Land zu Hause sind. Dort blieb er eine lange Zeit und, verliebt in die Erde des Menschen und ihre ungeheuerliche Mannigfaltigkeit, bewunderte er die stille Pracht der Natur. In dieser Zeit kam er hin und wieder auf den entscheidenden Satz, der seinem wissenschaftlichen Diskurs Kraft und Klarheit verleihen sollte. Auch wurde ein unbekanntes Kettenglied der DNA für ihn auf einmal verständlich. Dann kam er nach Hause und schrieb oder zeichnete das Ergebnis seiner Gedanken mit einem kleinen Diktiergerät auf.

Bestimmt saß er in seinem kunterbunten stillen Arbeitsraum, wo die Spinnen ihre Netze in andächtiger Stille webten, als er folgende Zeilen als Einleitung zu seinen Büchern und Arbeiten niederschrieb:

„Die genetische Bürde, die auf dem Menschengeschlecht lastet, läßt sich schwer erfassen. Jede genetische Störung ist schon für sich sehr selten, aber die Liste der Erbkrankheiten ist so umfangreich, daß von Geburt an zirka vier von hundert Kindern in unterschiedlichem Maße von einer Erbkrankheit betroffen sind.

Laßt uns nur ein einziges Symptom herausgreifen: Es ist zweifellos das folgenschwerste, denn allein der Mensch leidet darunter, und es ist das unmenschlichste überhaupt, weil der Patient nicht ganz er selbst sein darf. Die Intelligenzschwäche trifft ungefähr drei Prozent der Bevölkerung. Mindestens die Hälfte dieser Kranken leidet in ihrem Fleisch und ihrem Geist an den Folgen einer Genmutation oder Chromosomenaberration.

Meine ganze Forschungstätigkeit habe ich der Auseinandersetzung mit den Ursachen dieser ungeheuren Not gewidmet."

Reminiszenz

„Am Anfang ist die Botschaft,
und die Botschaft ist im Leben,
und die Botschaft ist Leben."

Ein Staatspräsident soll folgendes geschrieben haben: „Die Toten wollen nicht, daß man um sie weint, sie wollen, daß man ihnen nachfolgt." Wenn ich aber an meinen Vater denke, kommt mir der erhabene und lebendige letzte Satz des Requiems von Brahms in den Sinn: „Selig sind die Toten, die in dem Herrn sterben, denn ihre Werke folgen ihnen nach."

Seit seinem Tod haben sich seine Familie, Freunde, Kollegen und auch Eltern von Kranken zusammengeschlossen, um sein wissenschaftliches und ethisches Werk fortzuführen. Die Stiftung Jérôme Lejeune, eine Stiftung für die Forschung an den Erkrankungen des Geistes ist ein anerkannter gemeinnütziger Verein. Sie setzt den Kampf fort gegen „die schmerzlichste Krankheit überhaupt, weil der Kranke nicht voll und ganz seine Identität entfalten kann", und wir hoffen, daß sich zahlreiche Forscher aus der ganzen Welt für diesen Kampf einsetzen werden. „Den Versuch wagen, jedem Menschen jene Fülle des Lebens, die als Freiheit des Geistes bezeichnet wird, zurückzugeben: Das ist eine Aufgabe für uns, für unsere Nachfolger und für deren Nachfolger." Die Medizin stand bei meinem Vater einzig und allein im Dienst des Menschen: Er wandte sie aus Liebe zum Kranken an, achtete dessen Leben und Würde und fühlte mit dessen Leid mit.

Der zurückgelegte Lebensweg, die großartige Unterstützung tausender Menschen, die leidvolle Erwartung so vieler Familien, aber auch die Angriffe derjenigen, die sich so gerne gewünscht hätten, mit Papas Tod einen Schlußstrich ziehen zu können, zeugen von der Stärke und Modernität seiner Botschaft, gekennzeichnet vom Streben nach der Wahrheit.

„Selig seid ihr, wenn sie euch um meinetwillen verfolgen.“ [48] Als ich ein Kind war, stellte ich mir vor, ich wäre Missionarin in einem fernen, gefährlichen Land, in dem um Glauben und Leben gekämpft werden müsse. Was für ein aufregendes und spannendes Leben! Und wir dachten an den sogenannten Eisernen Vorhang, hinter dem Männer und Frauen für ihre Glaubensfreiheit eintraten.

Der Gedanke, daß man auf Grund seiner Überzeugungen in Frankreich verfolgt werden könne, lag mir fern. Tatsächlich aber erlebte ich diese Verfolgung tagtäglich. Denn Papas Leben verlief schicksalhaft: Da ist ein Mann, der erste Entdecker einer Krankheit durch Chromosomenaberration, der Trisomie 21, der sich als Pionier der modernen Humangenetik profiliert hat. Dieser Mann wird vom Staatspräsidenten Georges Pompidou ausgewählt und gehört nunmehr zu den „Weisen“, einer die Regierung beratenden Versammlung von Wissenschaftlern. Er wird von allen Journalisten befragt, wenn es um aktuelle Themen der Genetik geht, eingeladen und empfangen in allen politischen Sphären, ein Mann, dessen wissenschaftliche Begabung gelobt wird, der zu Ruhm gelangt und dem sich unaufhaltsam eine vielversprechende Karriere, ehrenvoll und vielbeachtet, auftut.

Weil sich dieser Mann aber aus ärztlicher Überzeugung dem Zeitgeist widersetzt, wird er öffentlich geächtet, von der Presse gesteinigt und aus Mangel an Forschungsgeldern daran gehindert zu arbeiten. Dieser Mann wird für gewisse Leute zu einer lebendigen

Zielscheibe, andere wollen seinetwegen ihren Ruf nicht aufs Spiel setzen, wieder andere Menschen halten ihn für einen Trottel, gar einen Extremisten.

Selbstverständlich hat jedermann das Recht auf Meinungsfreiheit, aber seine Meinung darf nicht jeder laut und deutlich aussprechen! Das ist neuerdings eine Toleranzbeleidigung! Wenn Sie die Meinung derjenigen, die die vorherrschenden, vorgefertigten Ideen schmieden, nicht teilen, werden Sie für schuldig erklärt.

Seine Kranken, wie sehr mußte er sie lieben, da er sie um jeden Preis verteidigt hat, damit sie leben dürfen und ihnen die Hoffnung auf eine künftige Heilung nicht entzogen wird! Er wußte nur zu gut, daß jedes Leben – und sei es auch von der Welt als nicht lebenswert abgestempelt worden – es verdient, geführt zu werden. Er war von der Überzeugung getragen, daß aus den Augen eines Kindes mit einer Behinderung eine unerschöpfliche Liebesquelle sprudle, wenn man sich nur traue, es zu lieben. Er wußte, daß sich hinter der Krankheit ein Kind verbirgt, das liebes- und zärtlichkeitsfähig und – warum auch nicht! – glücksfähig ist.

Wie kein anderer war er mit dem Leid der Eltern vertraut, da er es jeden Tag sah. Ihrer Hingabe und all dem, was sie sich einfallen ließen, um ihrem kranken Kind zu Hilfe zu kommen, zollte er eine immense Bewunderung. Auch kannte er ihre Hilflosigkeit angesichts der Krankheit, die die Medizin nicht zu lindern vermag, angesichts des drohenden Todes ihres Kindes, „das anders ist als die anderen Kinder“, auch gegenüber den Schwierigkeiten, die sie in ihrem Alltag erfuhren, in einer Welt, der es an der Akzeptanz der Andersartigkeit mangelt. Auch war er mit ihrer Angst vor dem Hier und Jetzt sowie vor der Zukunft vertraut: „Wie wird unser Kind in dieser Welt mitwirken? Was wird aus ihm, wenn wir nicht mehr da sind?“

Für ihn war das in keinem Fall eine Rechtfertigung, über das Recht auf Leben oder Tod eines Nächsten, eines kranken Unschuldigen zu entscheiden. Das konnte er nicht hinnehmen. Für ihn hatte jeder Mensch das Recht auf Leben und Würde und, wenn er krank war, das Recht auf die Unterstützung der Gesellschaft. Es gibt kein Recht auf Tötung.

Seine Überzeugung machte er nicht von der Kirche abhängig. Oft sagte er: „Wenn – Gott behüte! – die Kirche der Abtreibung wohlgesonnen werden sollte, wäre ich kein Katholik mehr."

Seine Berufung als Arzt und vor allem seine wissenschaftlichen Erkenntnisse waren es, die ihm den Weg wiesen. Er wußte und hatte oftmals bewiesen, daß vom Zeitpunkt der Empfängnis an das gesamte Erbgut in der kleinen befruchteten Eizelle schon angelegt ist. Ehe die Mutter von ihrer Schwangerschaft erfährt, entsteht das Kind auf der Grundlage dieses einzigartigen Erbguts, das allein ihm gehört und niemals einem anderen gehören wird. „Das Menschenkind ist ein kleiner Mensch", pflegte er zu sagen. Dieses Kind da, so klein es auch sein mag, wird blaue Augen und braunes Haar haben; es wird einen jähzornigen und leidenschaftlichen Charakter besitzen und in Mathematik auftrumpfen. Das alles könnte man im voraus sagen, wenn man das Genom komplett entschlüsselte. Weil jedes menschliche Lebewesen einzigartig ist, vom ersten Tag an existiert und unserer Spezies angehört, soll sein Leben geachtet werden. Für den redlichen Arzt gibt es keine Alternative.

In seinem Engagement ließ er es an Edelmut, Tapferkeit und Überzeugungskraft sogar seinen Widersachern gegenüber nicht mangeln, aber sie hätten lieber nichts von ihm gehört. Er sprach mit Talent, liebte und verteidigte die Schwächeren, und genau das wollten sie nicht zulassen. Da sie seinem Mut nichts anhaben konnten, versuchten sie, ihn auszugrenzen, aus ihm einen gefährlichen Fanatiker zu machen, der sich in einen irrigen, sinnlosen Kampf verwickelt hatte. Die Konsequenzen hatte er akzeptiert, und er starb, ohne sein Gewissen verraten zu haben.

Wir, seine Kinder, haben mitangesehen, wie sein Schicksal, sein gespaltenes Leben sich im Alltag niederschlug. In unserer Kindheit war unser Vater ein hochangesehener Mann gewesen, ein genialer Wissenschaftler, um den sich die Eliten gerissen hatten. In unserer Jugend war er hingegen ein Aussätziger geworden. Er hatte mit der Meinungsdiktatur gebrochen.

Aber wenn wir sein Schicksal auch jeden Tag geteilt haben, so sind wir doch Zeugen gewesen, daß die Freude am Familienleben, seine Leidenschaft für die Kranken und sein auf deren Heilung zielender Kampfgeist völlig intakt geblieben sind. Wenn ich jetzt mit den Augen einer erwachsenen Frau auf die verschiedenen Meilensteine in seinem Leben zurückblicke, wird mir klar, wie sehr er gelitten haben muß. Den weltlichen Dingen, dem Ansehen, der Berühmtheit und der wissenschaftlichen Anerkennung hat er entsagt. Den Verrat der Freunde, die Schikanen durch die Verwaltung und die moderne pressespezifische Unterdrückung hat er auch erfahren. Heute sind die heftigen und leidenschaftlichen Debatten der damaligen Zeit in Vergessenheit geraten.

Nie hat er sich anmerken lassen, daß er gelitten hatte. Wenn er beschimpft wurde, sagte er lächelnd: „Ich kämpfe nicht für mich. Also laufen die Angriffe ins Leere."

In jenen Zeiten, in denen sein Ruf so schändlich zugerichtet wurde, waren wir stolz auf ihn. Sein Leben, reich an Tapferkeit und Geduld, ohne jegliche Vergeltungsabsicht, war uns eine vorzügliche Bildung. Er kannte nur zu gut das Herz des Menschen, um ihm seine Schwächen nicht verzeihen zu können.

Einige Zeit nach seinem Tod hatte ich einen seltsamen Traum: Mein Mann und ich nahmen an der Einweihung eines Museums für zeitgenössische Photographie teil, das den markantesten Persönlichkeiten des zwanzigsten Jahrhunderts gewidmet war. General de Gaulle, Clemenceau, André Malraux und noch viele andere hatten jeweils einen Raum, in dem historische Fotos und zahlreiche bisher unveröffentlichte Dokumente ausgestellt waren. Da waren zwei Minister und andere Persönlichkeiten. Ihnen folgten sehr viele dicht zusammengedrängte Menschen hinter einer Reihe von Kameras. Wir entfernten uns ein Stück und erblickten auf unserer rechten Seite einen kleinen Raum, der fast fertig eingerichtet war. In diesem Raum wurde das Leben von Bernanos[49] dokumentiert.

Da steht ein Mann, er ist über seinen Arbeitstisch gebeugt und stellt eine Collage fertig. Als er unsere Anwesenheit bemerkt, schaut er auf. Er hat einen Bart; schüchtern und mit verträumten Augen lächelt er uns an, in seine jetzige Aufgabe vertieft. Er richtet sich auf und empfängt uns herzlich. Wir reden über unsere gemeinsame Leidenschaft für Bernanos. Mein Blick gleitet über seinen unordentlichen Arbeitstisch, und ich erhasche plötzlich einen kleinen Zeitungsausschnitt neben einem Haufen verschiedenartiger Dokumente. Das ist ein Bericht über den Tod meines Vaters. Erstaunt wende ich mich an unseren Gesprächspartner und sage ihm, wer ich bin. Nun sagt er uns, wie sehr er Jérôme Lejeune schätze, ohne ihn zu kennen. Ich erzähle von seinem Tod und seinen letzten Gedanken über seine kleinen Kranken, welche er im Stich gelassen zu haben glaubte: „Ich sollte sie heilen; nun gehe ich, ohne sie geheilt zu haben."

In diesem Augenblick werde ich von einem sanften und kraftvollen Atem umhüllt. Ich spüre, daß Papa mich warmherzig zärtlich umarmt, und höre seine Stimme hinter mir: Er vertraut uns seine Kranken an, nennt zwei oder drei von ihnen mit ihrem Vornamen. Hervé und ich antworten ihm, aber er hört uns nicht. Dann verschwindet der Atem.

Ich werde von einer riesigen Freude erfüllt und zugleich von einem dumpfen Angstgefühl heimgesucht. Das ist er! Dessen bin ich mir ganz sicher. Ja, ich habe ihn sogar gespürt. Ich fürchte mich aber davor, dem Ruf nachzufolgen. Ich stehe vor einer ungeheuren und schwierigen Aufgabe, und ich bin weder Wissenschaftlerin noch Ärztin oder Biologin.

Am Morgen bin ich mit gemischten Gefühlen aufgewacht. Sie haben mich auch an den nächsten Tagen nicht losgelassen. Ich weiß, daß er in dieser Nacht zu mir gekommen ist, um mit mir zu reden. Diese Gewißheit hat nichts Wissenschaftliches an sich. Habe ich nicht bloß geträumt? Der Atem aber war kein Traum, er kam aus dem Jenseits.

Bis heute rufen die überreichen Facetten seines Wirkens und deren Strahlkraft ein Staunen in uns hervor. Sein Werk geht über unsere Vorstellungskraft hinaus. Auch geht es weit über ihn hinaus. Er war bloß ein Mann mit seinen Fehlern und Stärken, der versucht hat, einen Weg aufzuzeigen. Wir sind gerade dabei, diese Geschichte heute fortzusetzen, indem wir uns in die Nachfolge wagen. Es warten Enttäuschungen, Mißerfolge und Tiefschläge auf uns, aber auch Krankheit, Lüge und Verzweiflung werden wir überwinden.

Auch darüber sollte einmal ein Buch geschrieben werden. Laßt uns aber jetzt auf die Kindheit zurückkommen! Aus dem Blickwinkel des Kindes möchte ich erzählen, wie mein Vater all diese Jahre den Plagen und Mühen auf der Straße seines Lebens begegnete, die er gewiß nicht gesucht hatte.

Bruder Jérôme

„Ein Satz, ein einziger Satz wird uns durch das Leben führen. Dieses eine Argument, das nicht täuscht und anderswoher alles richtet: das Wort Jesu selbst: ‚Was ihr für einen meiner geringsten Brüder getan habt, das habt ihr mir getan.'"[50]

„Bruder Jérôme", so wurde mein Vater von Papst Johannes Paul II. in dessen Brief vom 4. April 1994, einen Tag nach seinem Tod, genannt. Ferner schrieb der Heilige Vater:

„An dieser Stelle darf man von einem Charisma sprechen, denn Professor Lejeune hat schon immer mit seinen tiefen Erkenntnissen über das Leben und dessen Geheimnisse einzig und allein dem wahren Wohl des Menschen und der Menschheit gedient."

Ihn verband mit dem Heiligen Vater eine tiefe Freundschaft. Diesen Gelehrten zeichnete eine erstaunlich tiefe Demut vor Gott aus. 1974 wurde er in die Päpstliche Akademie der Wissenschaften einberufen. Ihr gehören die weltweit hochkarätigsten Wissenschaftler an, und alle Hauptdisziplinen sind dort vertreten. Die Akademie zählt unter ihre Mitgliedern mehr als vierzig Prozent aller Nobelpreisträger. Viele Wissenschaftler sind nicht katholisch. Diese Akademie hat die Aufgabe, den Heiligen Vater über die neuesten wissenschaftlichen Erkenntnisse aufzuklären.

Diese Rolle bedeutete meinem Vater unheimlich viel. Er, der auf Titel, die ihm Ehre brachten, keinen großen Wert legte, war zutiefst glücklich und stolz, dieser prestigeträchtigen Versammlung anzugehören. Wurde er nach seinen Titeln gefragt, pflegte er jenen an erster

Stelle zu nennen. Glücklich war er darüber, der Kirche zu dienen; auch beteiligte er sich sehr aktiv an dem Päpstlichen Rat für die Pastoral im Krankendienst, dem Kardinal Angelini[51] vorstand.

Schon von Papst Paul VI. wurde er sehr geschätzt. Aber insbesondere mit Johannes Paul II. pflegte er im Laufe der Jahre eine enge Freundschaft. Ihre Beziehung wurde von einer großen gegenseitigen Achtung sowie einer innigen Glaubensgemeinschaft geprägt.

Daraus zog Jérôme Lejeune keinen Vorteil. Er hielt es für eine unverdiente Ehre, mit dem Papst speisen zu dürfen, und die Teilnahme an der Feier der privaten Frühmesse bedeutete ihm noch viel mehr, wenn er zusammen mit meiner Mutter in Rom war. Nach Hause kamen die beiden immer freudestrahlend mit ihren Erinnerungen an die großartigen Momente im Beisein des Papstes.

Am 13. Mai 1981 frühstückten meine Eltern mit dem Papst. Gegen 15 Uhr verabschiedeten sie sich von ihm. Papa und Mama wurden zum Flughafen gefahren, während der Papst mit seinem Auto losfuhr, um die Menschenmenge zu begrüßen. Ein paar Minuten später sollte er knapp dem Tod entgehen.

Meine Eltern stiegen ins Flugzeug ein. Auf der Taxifahrt von Roissy nach Hause erfuhren sie von dem Attentat; sie waren zutiefst erschüttert. In der Nacht bekam Papa schreckliche Bauchschmerzen, und Mama ließ ihn von einem Krankenwagen ins Hôtel-Dieu bringen. Zwei Tage lang glaubte Papa, vor Schmerzen verrückt zu werden. Keiner verstand, was los war. Er litt an der Wunde des Papstes: Ein verrückter Grund für einen rationalen Denker wie ihn. Schließlich fielen drei kleine Gallensteine auf, die infolge des Schockerlebnisses im Ductus choledochus[52] steckengeblieben waren. Er hatte sich also große Sorgen gemacht, ganz im Sinne der Redewendung.[53]

An jenen zwei Tagen, als er sich vor Schmerzen krümmte, dachten wir schon, er werde sterben. In dieser Zeit habe ich wirklich bewundert, wie Mama sich trotz der schwierigen Umstände keineswegs aus der Ruhe bringen ließ.

Wie der Heilige Vater wurde mein Vater operiert. Ihre Temperaturkurven verliefen ähnlich, und an ein und demselben Tag konnten beide das Krankenhaus verlassen. Diese Zufälle fanden wir lustig, aber mein Vater mochte es nicht, wenn wir sie ihm gegenüber hervorhoben. Schon immer sträubte sich sein wissenschaftliches, rationales Naturell gegen alles Sensationelle und Wunderbare.

1994 ernannte ihn der Papst zum allerersten Vorsitzenden der Päpstlichen Akademie, obwohl ihm der unheilbar kranke Zustand meines Vaters wohlbekannt war. Dreiunddreißig Tage lang sollte er Vorsitzender bleiben, und er äußerte sich folgendermaßen: „Der Papst hat einen Akt der Hoffnung gesetzt, als er einen Sterbenden ernannte." Ein paar Tage vor seinem Tod sagte er noch folgendes in bezug auf die Akademie: „Ich sterbe mitten im Dienst."

Während der langen Zeit, die die Krankheit währte, erkundigte sich der Papst immer wieder nach dem Befinden meines Vaters. Zur Ostervigil, einen Tag vor Papas Tod, schickte er ihm ein Telegramm. Eine von Papas Lieblingsheiligen ist Schwester Faustina, eine Polin aus dem Anfang des zwanzigsten Jahrhunderts, die Visionen hatte und erschütternde Texte über die göttliche Barmherzigkeit geschrieben hat.[54] Aus diesem Grund ließen ihm Kardinal Angelini und seine Mitarbeiter eine Reliquie von Schwester Faustina zukommen, mit folgender Anregung: „Beten Sie jeden Tag zu ihr!"

Deshalb hat unsere Tochter, dreizehn Tage nach Papas Tod geboren, das große Glück, Faustina, die Glückbringende, die Freude, zu heißen. Mama erfuhr von ihrer Geburt, während sie Papa auf einem Kongreß in Warschau vertrat. Reiner Zufall? Anschließend wurde Faustina und ihrer Großmutter eine kleine Ovation von den Teilnehmern dargebracht.

Papa war ein frommes und artiges Kind gewesen. Für einen Menschen wie ihn, mit solcher Intelligenz und Tiefsinnigkeit, verwunderte seine einfache, vertrauensvolle, kindliche Liebe zu Jesus.

Folgende Geschichte erzählte er für sein Leben gern: Eines Tages hatte er einen alten Landpfarrer kennengelernt, der auf den Türgiebel seines Pfarrhauses „Wahrheit, Demut, Vaterschaft" geschrieben hatte.

Fragte man ihn dann nach dem Grund, lautete die Antwort des Pfarrers: „Na ja, so einfach geht das: Die Wahrheit wird euch frei machen, die Demut stellt euch alle auf den gleichen Stand und die Vaterschaft wird euch lehren, daß ihr alle Brüder seid, weil ihr denselben Vater habt!"

Dies war freilich eine sehr christliche Übersetzung unseres nationalen Mottos. Nun, es steht jedem frei, sich in Treue zu sich selbst von ihm inspirieren zu lassen, solange es in Ehren gehalten wird. Mit Papas Lebensanschauung war jenes Leit- und Lebensmotiv sehr verwandt.

Papa war ein großer Christ. Er war tief in seinem Glauben verwurzelt; aus ihm schöpfte er Mut und Güte, auch jenen achtsamen Blick auf die Mitmenschen. Was am meisten aufrüttelte, war aber seine dem Glauben entspringende Unerschrockenheit.

Er fürchtete sich vor nichts. Was kann man denn einem Menschen antun, der für sich selbst nichts begehrt? Die Freuden des Lebens empfing er wie einen Segen des Himmels. Die Widerwärtigkeiten – und davon war er reich gesegnet! – ertrug er mit Geduld, als würde er ihnen gar keine Bedeutung beimessen.

Seinen Glauben lebte er zwar mit Diskretion, jedoch war er die Richtschnur seines Lebens, was jeder spüren konnte. Obwohl er beruflich sehr stark eingespannt war, begleitete er uns auf unseren Pilgerfahrten mit seinem grauen Fahrradcape, um sich vor dem Regen zu schützen.

Sein Forschergeist staunte jeden Augenblick über das hochkomplexe und wohldurchdachte Universum. All das war für ihn die Bestätigung seiner Grundeinstellung: „Alles kommt von Gott".

In den sechziger und siebziger Jahren hatte er auf wissenschaftlicher und philosophischer Ebene gegen den damals vorherrschenden Darwinismus hart gekämpft. Er hatte sich insbesondere mit dem Buch von Jacques Monod, *Zufall und Notwendigkeit,* dem damaligen Standardwerk schlechthin, auseinandergesetzt.[55] Dabei ging es um das zufällige Aufeinandertreffen und die Notwendigkeit des Überlebens, die das Entstehen neuer, auf der ganzen Welt verstreuter Arten möglich machten. Diese Theorie hatte großen Erfolg. Auch bot sie den Vorteil, mit der Hypothese des einen und einzigen Menschenpaares aufzuräumen und uns zum wiederholten Mal darüber zu belehren, daß das Christentum Albernheiten lehre und die Menschheit daran hindere, sich weiterzubilden.

Was Papa betrifft, so brachten ihn seine bisher erworbenen Kenntnisse in der Genetik intuitiv, wenn auch ohne Beweis, zu der Hypothese, daß die Menschheit aus einem einzigen Menschenpaar hervorgegangen sein müsse. Jene Annahme, basierend auf Adam und Eva als Ursprung des menschlichen Lebens, war für ihn rein wissenschaftlich die plausibelste. Das hat er mehrmals belegt. Heute wird die These von den meisten Wissenschaftlern geteilt.

Obwohl ihm vorgeworfen wurde, die Wissenschaft partout in den Dienst seines Glaubens stellen zu wollen, war er keineswegs von diesem Anliegen beseelt. Ich wage die Behauptung, daß er niemals die spirituellen Schrecken jener Wissenschaftler erlebte, die in der Wissenschaft einen Widerspruch zum Glauben sahen. Ganz im Gegenteil: Die tiefe Weisheit der biblischen Texte, die mit ihrer bildlichen Darstellung den Entstehungsprozeß unserer Welt wohl am deutlichsten erläutert haben, rief ein Staunen in ihm hervor.

Den einen Artikel mit der Überschrift „Lassen wir ihn sterben!“,[56] der nach Papas Tod in *Charlie Hebdo* zu lesen war, will ich nicht totschweigen. Der Journalist André Lancaney sah in Papa „einen Feind der übelsten Art“, würdigte jedoch sein wissenschaftliches Talent. Hinsichtlich des Darwinismus schrieb er:

„Lejeune trotzte sowohl der schwindenden neodarwinistischen Biologie als auch der Molekularbiologie von Jacques Monod, als er seine auf Adam und Eva gründende Theorie der Evolution vorbrachte, in der er die Beweise der biblischen Genesis [...] in der Chromosomenstruktur des Schimpansen wiederfinden wollte! Die Rechtfertigung der Theologie war mehr als zweifelhaft. Trotzdem hat Lejeune mit Feuer und unglaublichem Schwung den schwerwiegendsten Einwand gegen die Theorie der progressiven, graduellen Evolution der Arten erhoben und somit gezeigt, daß die Evolution sprunghaft vonstatten gehen mußte, im Widerspruch zu dem Dogma von Lamarck und Darwin. Erst zehn Jahre später wurde diese Tatsache von dem Marxisten Gould und seinem Mitstreiter Eldredge[57] mit Fossilien untermauert, ohne daß sie verstanden, daß die Arbeiten Lejeunes und seines Schülers Bernard Dutrillaux[58] die Erklärung dafür schon geliefert hatten.“

Es hat sich aber niemand gemeldet, der von der ans Licht gebrachten wissenschaftlichen Erkenntnis Notiz genommen hat. Als katholischer Forscher schien Jérôme Lejeune nicht glaubwürdig, obwohl seine Theorie seinem Glauben überhaupt nicht im Wege stand.

Wir sind auf diskrete, unaufdringliche Weise im katholischen Glauben erzogen worden. Nach dem Abendessen pflegte Papa uns zum Abendgebet zusammenzurufen. Nach einem Vaterunser und einem Avemaria beteten wir kurz für die Verstorbenen unserer Familie und schlossen mit der Bitte „Mach alle unsere Kranken gesund!“ ab. Da bot sich uns die Gelegenheit, ganz ungezwungen und offenherzig mit Papa zu reden, und es war eine selige Zeit, weil sie uns jeden Tag zur

Verfügung stand und über alle Jahreszeiten währte. Auch war es die Zeit der Nachsicht, in der es uns leichter fiel, eine Dummheit offen zuzugeben, deren Last wir tief in unserem Herzen trugen.

Sonntags gingen wir alle zusammen in die Messe, und Papa sang mit Freunden im Chor. Nach der Messe trafen wir uns mit ihnen und weiteren Freunden zum Aperitif zu Hause wieder. Diese familiären Traditionen, die uns unverwüstlich zu sein schienen, waren ein fester Bestandteil unserer spirituellen Landschaft.

Das, was er uns also vorgelebt hat, wurde für uns ein tagtäglicher, weitaus lebendigerer Katechismus als Worte und Lehren zusammen. In der auf Papas Begräbnisfeier gehaltenen Ansprache in Notre-Dame sagte Monsignore Guérin:[59] „Freilich, Sie haben oftmals im Garten Gethsemane am eigenen Leib erfahren, daß die Freude der Rettung einen hohen Tribut fordert, um eine Spur von Freude, Hoffnung, Wahrheit und Liebe zu hinterlassen."

Papa war stets bestrebt, unsere Freiheit nicht einzuengen und somit erlaubte er es sich nicht, uns zu beeinflussen. Sein Wort hat uns gestärkt und er hat alle unsere Erwartungen erfüllt, indem er uns das geschenkt hat, was er für das kostbarste Geschenk hielt, das ein Vater seinen Kindern geben kann: die Gewißheit, daß man von dem Gott des Lebens mit ewiger Liebe geliebt wird. Wenn er auch daran glaubte, daß „die Wahrheit uns frei machen"[60] werde, überließ er es jedem seiner Kinder, jene Freiheit, die auch die seine war und der uns zu nähern er uns befähigt hatte, auf ganz persönliche Art und Weise in die Welt hinauszutragen.

Es ist merkwürdig: Wenn ich Papas christliches Leben reflektieren will, kann ich nur noch schweigen. Es ist ein ehrfürchtiges Schweigen vor einem inneren Leben, das seine Taten in die Außenwelt lenkte, aber ausschließlich Gott und meinem Vater gehörte. Sein Glaubenszeugnis haben wir gesehen, alles andere bleibt verborgen.

Ein Zeugnis seiner innigen Beziehung zu Gott hat er uns hinterlassen, und zwar in einem Brief. Diesen Brief hat er an seinen Bruder nach einer Reise ins Heilige Land geschrieben, jedoch nie abgeschickt:

Das Heilige Land bei Tiberias

Und in dieser kleinen, stillosen Kapelle, auf deren jungen, vielleicht nicht einmal dreißig Jahre alten Pflasterboden legte ich mich ganz hin und küßte die verborgene Spur der Schritte desjenigen, der hier war. Diese kindische, ja instinktive Geste schien mir an sich lächerlich zu sein, nicht aber das Gefühl, das mich dazu bewegt hatte. Eine Liebeserklärung ist ein Ding der Unmöglichkeit, und die klassische kniende Liebeserklärung ist wahrscheinlich viel authentischer als die vorgespielte Gestik im Theater.

Wie dem auch sei, ähnlich einem Mönch, der verspätet zur Kapitelversammlung kommt, küßte ich die Steine als Zeichen einer zärtlichen Ehrerbietung, denn ich brachte kein Wort über die Lippen und konnte nur dies eine tun.

Glaub ja nicht, lieber Bruder, daß ich in diesem Augenblick eine Vision hatte, vom Geist ergriffen wurde und eine erhabene Gottesschau erfuhr! Mein Verstand funktionierte wie gewohnt und befand meine Handlung für armselig. Dabei schwangen jedoch alle Fasern meines Seins mit einem fremden und zugleich wohlvertrauten Klang mit und versuchten sich in einem Akt der Anbetung an einer Vereinigung mit ihm, auf die ich keinen Anspruch erheben konnte.

Ich war wie ein Sohn, der seinen vielgeliebten Vater wiederfindet, einen Vater, den er nun wahrhaftig erkennt, einen verehrten Meister, ein sich ihm offenbarendes hochheiliges Herz. Es war etwas von alledem und noch viel mehr. Ich versuche, dies in Worte zu fassen:

Zärtlichkeit, Sanftheit, Anhänglichkeit, eine schamhaft zärtliche und zugleich entschlossene Liebe. Auch hatte ich das Bedürfnis, Ihm mitzuteilen, wie sehr mich Seine Freundlichkeit und Güte berührten, welche Er mir entgegenbrachte, indem Er mir seine Gegenwart schenkte und es zuließ, daß ich Ihn dort erkennen konnte, da Er mir einen so einfachen und brüderlichen Empfang bereitet hatte.

Es war wie eine liebevolle Liebe, die wahrste Liebe überhaupt!

Als ich mich nach meiner kurzen Anbetung von dem Steinboden aufrichtete, lachte ich ein bißchen über mich selbst, da mir klar wurde, daß ich bei all meinem Wissen nichts als eine den verflossenen Jahrhunderten angehörige Haltung eingenommen hatte, und ich sagte mir, daß ich in der Haltung des flehenden Sklaven die zarte Verbundenheit des ergebenen Freiwilligen entdeckt hatte, ähnlich einem salutierenden Soldaten, der den Stolz der Achtung entdeckt.

Draußen schien die Sonne genauso hell und fröhlich wie vor meinem Eintritt in die Kapelle. Unter der Last seines hohen Alters und des Tages hatte sich der liebe Franziskanerpater tief in sein kleines Kloster zurückgezogen. Ich kehrte zum See von Genezareth zurück, für immer und ewig von der Gewißheit getragen, daß Jesus ein Wiedersehen und eine wunderbare Intimität für die Menschen vorbereitet hat, hier oder dort, hienieden oder dort oben, dort unten oder hier oben, sehr weit, sehr fern oder aber sehr bald, in jener realen unsichtbaren Welt, die sich erst jenseits der Zeit erschließen läßt.

„Zum Abschied summt mein altes Herz dies Lied …“

„Der Glaube lehrt uns, die Gottesebenbildlichkeit zu achten, die Hoffnung hilft uns, sie zu schützen, die Liebe richtet alles.“

Nun ist der schmerzliche Moment gekommen, da ich von seinem Abschied sprechen muß. Es mußte viel Zeit vergehen, bis ich dies in Worte zu fassen vermochte. Der Tod eines Vaters hat zur Folge, daß man sich von dem Kind verabschiedet, welches in uns weiterlebt und gegen die dahinschwindende Zeit aufbegehrt. Es ist ein dumpfes Leid, das keinen Namen, keinen Geruch und kein Gedächtnis hat, und es führt dazu, daß man nie mehr derselbe sein wird.

Dem Leben kommt eine gewisse Seligkeit abhanden. Es gleicht einem stetig immer schwächer werdenden Herzschlag in der Nacht; das Leben mit seiner unerträglichen Zerbrechlichkeit wird von den glühenden Schmerzen verzehrt. Es ist der furchtbare, betrübte Blick der schweigenden Anwesenden, die nicht verstehen, daß Liebe von Ewigkeit durchdrungen ist.

So wie ein verblichenes Bild an der Mauer einer ehemaligen Schule mit der Zeit an Farbe verliert, wird es lange dauern, bis jener Kummer des Kindes, das nicht einmal weiß, warum und wie das alles gekommen ist, erlischt! Ein Waisenkind kann man jederzeit werden, auch wenn es in jungen Jahren ein noch größeres Unrecht ist. Abschied muß ich von der goldenen Kindheit nehmen, die sich die liebestrunkenen Augen der Eltern in ihrem einstimmigen Liebeslied ausgemalt hatten. Abschied muß ich nehmen, auch von jenen verlassenen Ufern der Worte, die ich nie ausgesprochen habe und die ich heute lautstark ins Universum schreien möchte, damit der dort oben, jenseits des Ufers der Zeit, sie hören könne.

Warum nehme ich mir fremde Menschen zu Zeugen, die seine Liebe zu uns niemals erfassen werden? Warum bekenne ich vor ihnen, daß selbst wir sie nicht wirklich erfassen werden, so geheimnisvoll, unergründlich und schmerzlich ist doch die Macht der Liebe? Zur Erinnerung? Meinem Vater zum Gedenken? Für unsere Kinder?

Es mag etwas von alledem sein, und nicht zuletzt geschieht es aus leidenschaftlicher Liebe zum Leben. Laßt uns keinen einzigen Augenblick in unserem kurzen Leben vergeuden, das uns so viel schenkt und das wir doch so leichtfertig hinnehmen! Auch diese eine Botschaft schallt uns von einem sich dem Ende neigenden Leben entgegen.

Im September 1993 begab sich Papa für Vorträge über „Die Mechanismen der Intelligenz“ nach Savoyen. Nachdem er zwei Tage bei uns gewohnt hatte, konnte er die dünne Höhenluft kaum noch ertragen. Er konnte schlecht schlafen, sein Atem ging schwer. Zu Hause angekommen, litt er mehrere Wochen an Kurzatmigkeit. Er dachte, er habe Herzbeschwerden, und ließ sich untersuchen. Der Arzt verschrieb ihm Medikamente gegen Herzrhythmusstörungen.

Im November wurde er von einem dumpfen, lästigen Husten heimgesucht, der ihm das Atmen erschwerte. Möglicherweise war es eine Nachwirkung seiner Behandlung, welche er auf Rat des Kardiologen sofort abbrach. Doch der Husten blieb, und bald ahnte er, welches Übel an ihm nagte.

Solange er nicht Gewißheit hatte, verriet er uns gar nichts, aber die Röntgenaufnahmen und Analysen bestätigten das Schlimmste: Es war ein fortgeschrittener, nicht operierbarer Lungenkrebs.

Mit seinen Kollegen und Freunden Professor Chrétien[61] und Professor Israël besprach er in aller Offenheit die Therapiemöglichkeiten und die Durchführung der zu seinem Zustand passenden Behandlung: Er rechnete mit fünfzig Prozent Erfolgsquote bei einer belastenden, sehr belastenden Chemotherapie mit anschließender Strahlentherapie. Falls er überhaupt so lange am Leben bliebe, würde sich die intensive und schmerzhafte Therapie über eine Mindestzeit von sechs Monaten erstrecken.

Mit rauher Stimme teilte er uns die Neuigkeit mit und lächelte uns dabei zärtlich an. Bedeutungsvoll sagte er uns: „Bis Ostern braucht ihr euch keine Sorgen zu machen. Ich werde auf jeden Fall bis dahin noch leben. Danach erfahren wir die endgültige Diagnose." Dann fügte er mit seinem immerwährenden dezenten Humor hinzu: „Ich werde von Chrétien und Israël behandelt – die ganze Bibel der Medizin! Ich bin also in guten Händen."

Zu meiner Schwester Karin – sie weinte – sagte er nur: „Ich werde ein pflegeleichter Kranker sein, und sei dessen sicher: Ich werde bis zum Schluß kämpfen."

Die erste sechstätige chemische Behandlung erhielt er Anfang Dezember. Weihnachten feierten wir im Familienkreis in Paris. Er war zu schwach, um aufs Land zu fahren, wo wir uns gewöhnlich aufhielten. Wir waren vierzig an der Zahl, mit vielen Kindern, aber durch die harmonische Gestaltung des Festes wurde Papa von jedem Streß verschont. Schon begann er sein Haar zu verlieren. Er bemerkte, daß seine Fingernägel durch eine auf deren vorübergehenden Wachstumsstopp hinweisende Furchenbildung den Zeitplan der Chemotherapie widerspiegelten

Im Krankenhaus Cochin folgte ein Therapiezyklus auf den anderen. Er war in einem kleinen Zimmer untergebracht. Der Lärm in den hellhörigen Gängen hinderte ihn daran zu schlafen. Im Nebenzimmer, mit offener Tür, schaute ein älterer Herr bei voller Lautstärke fern.

„Papa, du kannst dich bei diesem Lärm nicht ausruhen. Soll ich hinüber gehen und ihn bitten, seine Tür zu schließen und die Lautstärke zu verringern?"

„Nein, mein Liebling. Er ist schwerhörig, der Arme! Er fühlt sich bestimmt sehr allein und läßt deshalb seine Tür offen. Laß ihn bloß! Auch er kämpft auf seine Art und Weise."

Manchmal litt er schreckliche Schmerzen, aber er schaute immer nach den anderen und versetzte sich in sie hinein.

In seinem Schmerzensbett wurde er nicht müde, weiterzuarbeiten und zu forschen. Erschöpft zwischen zwei Phasen der Übelkeit, nahm er den Telefonhörer ab und besprach mit einem Kollegen einen Therapieansatz. Er fühlte das Herannahen des Todes und mußte machtlos zusehen, wie der Krebs ihm die Zeit, die so kostbare Zeit raubte, die er gebraucht hätte, um der einen Krankheit, die ihm keine Ruhe ließ, abhelfen zu können: der Krankheit des Geistes, verschlüsselt in dem fehlerhaften Erbgut, das der Mensch korrigieren lernen muß.

Er fühlte die tiefe Betroffenheit seines besten Freundes Pierre Chaunu,[62] als er diesem von seiner Krankheit erzählte und mitteilte, auf das Amt des Vorsitzenden der Akademie der Moralischen und Politischen Wissenschaften, zu dem er gewählt worden war, verzichten zu müssen.

Und da erzählte uns Pierre Chaunu: „Er sagte zu mir: ‚Ich bitte Sie um Verzeihung. Ich habe das Gefühl, Ihnen Kummer zu bereiten.' Ja, Kummer immerzu, gestern, heute und morgen ... Noch lange."

Pierre, der Freund, wird ihn jeden Tag anrufen, sich nach ihm erkundigen, um das so kostbare Band der Freundschaft am Leben zu erhalten, während das Leben selbst nur noch an einem schwachen Atemzug hängt, und Papa wird seine ganze Kraft aufbieten, immerfort kämpfen, damit er nicht aussetzt.

In jeder Behandlungspause kam er heim. Mama hatte ihm ein Arbeits- und Schlafzimmer eingerichtet, in dem er, ohne sich groß anstrengen zu müssen, zwischen Bett und Schreibtisch pendeln konnte. In jeder freien Minute schrieb und notierte, las und arbeitete er. Mit offenen Armen nahm er die vorbeikommenden Freunde auf. Er hörte, wie seine Enkelkinder im unteren Stockwerk spielten und tobten, zu ihm aber mäuschenstill heraufkamen, um ihrem kranken Großvater einen Kuß zu geben. Zwar konnte er nicht bei ihnen sein und mit ihnen spielen, aber er freute sich, daß sie sein Haus mit Leben füllten, ist es doch ein für das Leben geschaffenes Haus!

Zu uns sagte er: „Kaum zu glauben, wie zeitraubend das Kranksein ist!"

Körperlich war er sehr schwach. Zu seiner Behandlung kamen noch eine Menge kleinerer Übel hinzu, die seinen Organismus strapazierten: eine Venenentzündung, ein schlecht gelegter Katheter und ein durch ungeschickte Bewegungen eines Krankenpflegers entstandener riesiger Bluterguß am Hals. Und die beschwerliche Therapie wurde ohnedies von so vielen anderen Schmerzen begleitet! Doch er beklagte sich nie. Er machte Späße und gab uns neuen Mut.

Zum Essen ging er manchmal die Treppe hinunter ins Eßzimmer. Von November bis zu seinem Tod konnte er aber nur noch ein einziges und letztes Mal das Haus verlassen. Es fehlte ihm an Kraft.

Später gab er zu: „Ich wußte, daß es töricht von mir war!"

Anfang März zog er noch einmal seinen eleganten dunkelblauen Anzug an, den er schon 1962 bei seiner Antrittsvorlesung getragen hatte. Er war nur noch ein Schatten seiner selbst. Für uns aber, die wir ihn jeden Tag sahen, war es eine Art Auferstehung. Er begab sich zur Akademie der Medizin, um die Kandidatur von Marie-Odile Réthoré, seiner stets treuesten Mitarbeiterin, zu unterstützen. Ein Jahr später sollte sie gewählt werden. Zum ersten Mal nach Marie Curie sollte wieder eine Frau in die prestigeträchtige Akademie aufgenommen werden. Von diesem Ereignis sollte die Presse jedoch keine Notiz nehmen. Ist das nicht seltsam?

Dann kam die Debatte über die Bioethik. Seit langem hatte er Edouard Balladur, den damaligen Premierminister, um ein Gespräch gebeten, das ihm aber verwehrt wurde.

Wie viele andere befürchtete er, daß an lebendigen menschlichen Embryonen Genmanipulationen erlaubt würden. Er wollte nicht, daß der Embryo mit anderem menschlichen Gewebe gleichgesetzt werde, und wünschte, daß ihm ein rechtlicher Status gewährt werde, zum Schutz vor Forschern, die in des Teufels Küche an Menschen experimentieren wollten. Daraufhin wurde die Offensive auf einen Schlag eröffnet: „Achtung! Sie stellen das Abtreibungsgesetz von 1975 in Frage!" Steht aber im Gesetz, Artikel 1 etwa nicht, daß „jedes Menschenleben von der Empfängnis bis zum Tod geschützt werden soll"? Sie hatten nicht verstanden, daß durch neue technische Möglichkeiten die Eugenik und die nach Wunsch maßgeschneiderte Herstellung von Menschen in naher Zukunft realisierbar sein würden, wenn man nicht darauf achtgäbe.

Einem seiner Freunde schrieb er:

„Bis jetzt versuchte ich, der Soldat des Hauptmanns zu sein, zu dem gesagt wird: Geh hin!, so geht er.

Heute kann ich weder weit noch schnell gehen. Obwohl wir die Embryonen, die am Tag der Unschuldigen angegriffen werden,[63] schützen sollten, fehlen mir Atem und Kraft. Heute schreibe ich, getreu dem Spruch des Legionärs ‚Et si fallitur de genu pugnat': Und wenn er zu Fall gebracht wird, kämpft er auf den Knien weiter.[64]"

Er starb am 3. April. Am darauffolgenden Tag erschien in der Zeitung *Le Monde* eine ganzseitige Beilage, die dreitausend Ärzte ein paar Tage zuvor unterschrieben hatten. Sie forderten die Anerkennung des Embryos als Mitglieds der menschlichen Spezies. Auf Grund dessen dürfe er zu keinerlei Manipulation gebraucht werden.

Dies war also sein letzter Einsatz gewesen, sein letzter Kampf um Würde und Achtung jeder Person, ungeachtet ihrer Gestalt, ihres Alters, ihrer Rasse und ihrer Religion.

Im März hatten die ersten Einzelsitzungen der Strahlentherapie begonnen. Doch die Lunge war überstrapaziert, das Brustfell hatte sich geöffnet und mit Flüssigkeit gefüllt. Da wurde er von einem Rettungswagen in eine Klinik im Westen von Paris eingeliefert und dort operiert. Sechs Tage lang war es ihm unmöglich, etwas zu essen, und niemand kam auf den Gedanken, daß man ihn mit einer Sonde ernähren müsse, bis Mama entdeckte, daß keiner der vielen Schläuche, an denen er angeschlossen war, zu seiner Ernährung diente. Während er jetzt um sein Leben kämpfte, ließ man ihn aus Leichtfertigkeit oder Nachlässigkeit verhungern.

Und der Arzt sagte zu ihm, wo er doch so schreckliche Schmerzen hatte: „Die Behandlung, die bei Ihnen durchgeführt wurde, ist eine Idiotie. Man hätte es ganz anders machen müssen."

Wie konnte man mit einem Menschen so grausam umgehen, der im Wettlauf mit der Zeit gegen den Tod und um sein Leben mit letzter Willenskraft kämpfte und glaubte?

Anouk und ich besuchten ihn am Mittwochnachmittag. Er hatte einen Schlauch, durch welchen Blut und Wasser aus seiner Lunge abflossen. Er war erschöpft, seine Zunge war eine einzige Wunde. Trotzdem war er glücklich und freute sich, uns zu sehen.

Anouk schlug ihm vor, die Krankensalbung zu empfangen. Er willigte ein. Zeitweilig war er geistesabwesend, auch schwieg er aus Erschöpfung, aber er war bei klarem Verstand.

Am Abend verfiel er in Fieberphantasien, er hatte vierzig Grad Fieber und seit sechs Tagen nichts mehr gegessen. Mama und Marie-Odile Rhéthoré beschlossen, ihn zur Clinique des Peupliers, in der er schon stationiert gewesen war, zurückzubringen. Am nächsten Tag ging es ihm bereits besser, das Fieber war gesunken. In seiner Reichweite hatte er eine Gesichtsmaske zur Atmungsunterstützung.

Am Freitag wurde ihm die Krankensalbung gespendet. Später sagte uns der Priester: „Ohne das Beichtgeheimnis zu verletzten, darf ich Ihnen eine Äußerung von Jérôme weitergeben: ‚Pater, ich möchte Ihnen sagen, daß ich meinen Glauben nie verraten habe.'"

Mich hat schon immer die Tatsache beeindruckt, daß Papa als Arzt besser als jeder andere wußte, was ihm bevorstand. Die körperlichen Schmerzen hat er mit festem Mut auf sich genommen. Noch heute wundere ich mich darüber, daß er sich zu keinem Zeitpunkt vor dem Tod zu fürchten schien. Der Tod stand am Ende des Weges. Von der Krankheit würde er sich nicht erholen, er wollte bloß Zeit gewinnen. Und da hatte er noch immer keine Angst.

In dem großen, unheimlichen Zimmer der Palliativstation lag ein anderer Kranker im Sterben. Nachts schnarchte er fürchterlich laut und schrie. Papa sprach ihm Trost zu. Eines Nachts fiel er aus seinem Bett, und Papa, der es nicht schaffte aufzustehen, um ihm zu Hilfe zu kommen, rief die diensthabende Krankenschwester. In seinem elenden Zustand hatte er einen noch Ärmeren neben sich gefunden, dem er half und Trost spendete.

Am Freitagabend besuchte ich ihn mit meinem Bruder Damien und meinem Mann Hervé. Wir brachten Papiere mit, die sein Labor betrafen, und benötigten seine Unterschrift. Im Auto sagte ich zu

Damien, der Diakon ist: „Du solltest ihn nach seinem letzten Willen fragen. Mamas Aufgabe ist das nicht; aus ihr schöpft er Lebenskraft."

Nun kam diese eine Zeit an, die wir nie vergessen werden, weil alles gesagt, alles vollendet war, ganz egal, was noch geschehen mochte. Seine Stimme war kaum noch zu vernehmen, von Zeit zu Zeit hörte er auf zu sprechen, um Sauerstoff einzuatmen. Ich hielt seine Hand. Sie war warm wie die Hand eines Babys und die Haut empfindlich wegen der Chemotherapie.

Auf meine Frage hin, ob er seinen kleinen Kranken etwas weitergeben wolle, antwortete er: „Nein. Nicht, daß ich dafür zu träge wäre, aber weißt du, ich besitze nicht viel. Und ich habe ihnen mein ganzes Leben gegeben; Ja, mein Leben, und es war alles, was ich hatte."

Er fuhr fort: „Was wird jetzt aus ihnen werden? Was mögen sie von mir halten?"

„Lieber Papa, sie wissen doch, daß du krank bist. Seit mehreren Wochen warst du nicht mehr in der Sprechstunde. Diese Dinge verstehen sie besser als wir."

„Nein, nicht besser als wir, sondern mit besonderem Tiefgang!"

„Papa, wir haben den Eindruck, daß die Hand des Herrn über dir ist. Sieh mal, am Tage des Attentats im Jahre 1981 hast du mit dem Papst das Mittagessen eingenommen. Zur selben Zeit wart ihr im Krankenhaus und wurdet operiert, und am heutigen Karfreitag leidest du die Passion."

„Meine Kinder, wenn ich euch eine einzige Botschaft, die wichtigste überhaupt, hinterlassen kann, dann folgende: Gott hält uns in Seiner Hand. Im Laufe meines Lebens habe ich dies mehrmals erfahren. Hierzu spielen Details keine Rolle."

Und er ergänzte: „Es ist wahr, daß der Tod naht, vielleicht ist es in fünfzehn Tagen, einem Monat, drei Monaten so weit. Ich glaube kaum, daß ich in einem Jahr noch am Leben sein werde. Aber, meine

Lieben, vergeßt nicht, daß am Sonntag Ostern ist. Zu Ostern kann immer etwas geschehen."

Hoffte er auf Genesung, oder wußte er, daß er mit dem Herrn in seiner Herrlichkeit verabredet war? Wir werden es nie erfahren, doch Ostern hatte er oftmals während seiner Krankheit als einen Schlüsseltag bezeichnet, an dem sich die Tür zum Leben oder Tod öffnen würde.

Damien fragte ihn, was er sich für den Gottesdienst und den Friedhof wünsche. Wie ist es doch schwer, solche Dinge mit demjenigen zu besprechen, von dem man nichts anderes wünscht, als daß er lebe, daß er lebe!

„Das macht ihr, wie ihr wollt, meine Kinder. Das wird schon gut sein. Nur eines liegt mir am Herzen: Meine kleinen Kranken, die das wünschen, sollten kommen können, ohne Scheu, und Plätze sollten für sie reserviert werden."

„Um Mama brauchst du dir keine Sorgen zu machen! Wir werden uns um sie kümmern."

„Ich mache mir keine Sorgen um sie. Ich weiß, daß sie außergewöhnlich ist. Ich weiß ganz genau, daß sie nach meinem Weggang noch mehr über sich hinauswachsen wird."

Wie war es möglich, daß ein Mann, der mit seiner Frau in so großer Liebe verbunden war, von ihr ohne Verbitterung ging? Nun, Kummer hatte er schon, seine Augen weinten seinen großen Kummer. Doch da gab es keine Spur von Wut, nicht die geringste Anwandlung von Auflehnung, nicht einen einzigen Augenblick. Er war dankbar für sein erfülltes Leben, er hatte den Frieden des Gerechten und die Gewißheit, uns nicht wirklich zu verlassen. Von dieser unsagbaren Liebe, die in ihm wohnte, haben wir etwas gespürt. Wir waren glücklich. Wir ließen ihn allein, damit er sich ausruhen konnte.

Am Samstag bekam er Besuch von seinen Brüdern und Kusinen. Gegen Abend fiel es ihm immer schwerer zu atmen. Mama wollte die Nacht bei ihm bleiben. Das Zimmer, in dem er lag, war groß, unschön und unpersönlich. Wie trostlos waren doch die Nächte in diesem seelenlosen Raum, in dem er, weit weg von seinen Lieben, entkräftet kämpfte!

Mit letzter Kraft lehnte er den Vorschlag ab: „Wenn jemand kommt, werde ich böse!" Schweren Herzens und unruhig ging Mama mit Anouk.

Wir waren gerade umgezogen, und ich war seit achteinhalb Monaten schwanger. Mit Mama wohnten wir in der Rue Galande, weil die Renovierungsarbeiten in unserer neuen Wohnung noch nicht abgeschlossen waren. Die Kinder waren in Savoyen, es waren Schulferien.

Um vier Uhr früh rang Papa mit dem Tod. Der Arzt, der an seinem Bett wachte, wollte uns Bescheid sagen. Papa lehnte ab. Er wollte nicht, daß das unerträgliche Leid seines finalen Erstickens uns in Erinnerung bleibe. Das war seine allerletzte barmherzige Tat. Mit seinem letzten Atemzug, im Angesicht des Todes, sagte er zu dem Arzt: „Sehen Sie, das war richtig so."

Um sieben Uhr morgens wurden wir vom Telefonklingeln geweckt. Es war der Ostermorgen, und die ersten Glocken erklangen zur Auferstehung des Herrn in der goldenen Morgensonne. Die Bäume blühten, die Vögel zwitscherten, und in der blendenden Sonne brachen wir auf zu einem letzten Wiedersehen mit Papa. Als wir das große, kalte Zimmer betraten, sahen wir ihn, seinen noch warmen Körper und sein Gesicht, von Krankheit und Schmerzen gezeichnet. Dann kam der Priester, der ihm die Osterkommunion spenden sollte. Mama war es, die an seiner Seite hinkniete und an seiner Statt die Hostie empfing.

Wir mußten die üblichen Formalitäten erledigen, damit sein Körper nach Hause zurückgebracht werden konnte. Wir waren von einem sonderbaren, tiefen Frieden durchdrungen. Die Trauerkapelle wurde in seinem Zimmer eingerichtet. Vom Radio oder der Familie benachrichtigt, kamen seine Freunde nach und nach vorbei. Sie wurden freundlich von Mama empfangen und getröstet.

Jedoch hatten wir nicht mehr die Kraft, bei ihm zu wachen. Dieses wächserne Gesicht da, das war er nicht. Er war fort, seine Seele war schon jenseits dieser Welt. Und dieser Körper, der in dem Zimmer ruhte, hatte keine Ähnlichkeit mehr mit ihm. Seinen lichtvollen Blick und seinen lächelnden Mund hatte er auf die letzte Reise mitgenommen. „Laßt die Toten ihre Toten begraben!“ [65]

Wir bekamen einen Anruf von Jean Foyer:[66] „Was ist geschehen? Heute am Morgen habe ich den Papst im Fernsehen gesehen. Er sah traurig aus. Das hat man an seinem Gesicht ablesen können. Nun habe ich mir gedacht, daß eurem Vater etwas widerfahren ist.“ In der Tat hatte der Papst, der Papa als Zeichen seiner Freundschaft ein Telegramm einen Tag vor seinem Tod geschickt hatte, eine Stunde nach Papas Tod erfahren, daß er ins ewige Leben gewechselt war. „Ich bin die Auferstehung und das Leben. Wer an mich glaubt, wird leben, wenn er auch gestorben ist.“ [67]

Zahlreiche politische und wissenschaftliche Persönlichkeiten riefen bei uns an, kamen und bezeugten ihre innige Anteilnahme neben den treuesten Freunden.

In dem Chor von Notre-Dame stellte sich Bruno, ein junger Mann mit Trisomie 21, vor die vielen, vielen andächtig schweigenden Menschen. Es war sein Karyogramm und das von sechs weiteren an Trisomie 21 Erkrankten gewesen, woran Papa geforscht und dabei seine große Entdeckung gemacht hatte. Darauf war Bruno sehr stolz. Zum großen Erstaunen der Zuhörerschaft griff er während der

Fürbitten zum Mikrofon. In der Hand hielt er das Bild, das wir am Anfang der Zeremonie auf jeden Stuhl hingelegt hatten.

Mit starker und klarer Stimme sprach er: „Mein Professor, ich danke Ihnen für das, was Sie für meinen Vater und meine Mutter getan haben. Dank Ihnen bin ich stolz auf mich."

So war Papas Leben. Er blickte auf denjenigen, auf den man nicht achtet, und führte ihn an der Hand bis zum Licht.

Die herrliche Zeremonie, die vielen liebevollen Aufmerksamkeiten, die uns zuteil wurden, die Unterstützung all unserer Freunde, auch der Wille, sein Werk fortzusetzen, das alles ist zutage getreten. Darüber, daß sein Tod solche Beachtung fand, hätte mein Vater gestaunt.

Still und demütig, wie er war, hätte er auch von der Welt Abschied nehmen wollen. Nun aber gedeiht die Botschaft, die wir von ihm erhalten haben. Wenn das Weizenkorn nicht stirbt, kann es keine reiche Frucht bringen.[68]

Als Mama einige Zeit nach Papas Tod seinen Schreibtisch aufräumte, fand sie folgendes Gedicht, das er für uns geschrieben hatte:

Ein altes Herz singt langsam und leise
Kurz vor dem Anbruch einer neuen Reise:
Geliebte Frau, allerliebste Kinder,
Schwiegerkinder, Enkelkinder,
Verwandte, Nichten, alle Brüder,
Euch bitt ich, findet darin Freud',
Wenn es einmal jenseits der Zeit
Huscht ans andere Ufer des Lebens,

Wo ER auf uns wartet nicht vergebens.
Euch allen dank' ich für Wort und Tat,
Und Gott bitte ich um Seine Gnad'.

Zum Abschied summt mein altes Herz dies Lied.

Epilog

Als ich diese Zeilen schrieb, wußte ich noch nicht, daß mein Vater vor siebenunddreißig Jahren den gleichen ungeheuren Schmerz ertragen hatte, jedoch ohne Bitterkeit. Sein Vater war an derselben Krankheit gestorben, und allein er hatte geahnt, was auf ihn zukommen würde. Vor einiger Zeit ist meine Schwester auf das Tagebuch gestoßen, das mein Vater von 1959 bis 1983 führte. Von seiner Existenz haben wir nichts gewußt. Dieses Tagebuch zeugt von seiner tiefen Liebe zu seinen Eltern; darin erzählt er auch in chronologisch aufgebauten Momentaufnahmen von den letzten Tagen seines Vaters, den wir alle BonPa nannten.

Weil er wußte, wie er sterben würde, hat er uns gestattet, bei ihm zu bleiben. Doch vor dem letzten, gräßlichen, unerträglichen Ersticken, da wollte er alleine sein. Gewiß war er der Ansicht, daß das nicht sein mußte: Dieses Leid wollte er uns ersparen. Aus Nächstenliebe wollte er uns kein Schreckensbild von sich hinterlassen, um unser Gedächtnis nicht zu belasten. Mein Vater erzählt seine eigene Erfahrung damit auf den folgenden Seiten, die er im Alter von dreiunddreißig Jahren, ein Jahr nach BonPas Tod, schrieb:

„Sonntag, den 11. Januar 1959.

Heute ist der Todestag von BonPa. Es ist schon ein Jahr her, daß mein Vater, den ich so sehr liebte, uns verlassen hat, und da ich ihn in meiner Hilflosigkeit nicht zu erretten vermochte, versuchte ich ihn in seinem Sterben zu begleiten!

Mein Gott! Dieses eine Jahr gleicht vielen Jahren auf Grund der Veränderung, die mein Herz geprägt hat, und doch ist in meiner Erinnerung nicht einmal ein Tag vergangen. Der allgegenwärtige Tod bringt die Zeit zum Stillstand! Gestern wie morgen ist es dieselbe Abwesenheit, sie ist unwiderruflich und beständig!

Birthe wollte schon lange, daß ich Papa ablöse und, seinem Beispiel folgend, mein eigenes Tagebuch schreibe. Dazu konnte ich mich aber nicht entschließen. Papas Tagebuch endete Anfang Januar 1958, und ich brachte es nicht übers Herz, ein Jahr, das er nicht erlebt hatte, zu ergänzen. Und nun, ein Jahr später, fühle ich, daß es meine Pflicht ist, ein Mann nach seinem Vorbild zu werden und die Aufgabe, die ihn bis zu seinem Tod beschäftigt hatte, zu übernehmen. [...]

Kurz vor dem 1. Januar 1958 ist Papa erneut krank geworden. Von meiner ersten Reise nach Amerika zurückgekommen, sah ich, wie er schwächelte, seine Gesichtszüge sich veränderten, und trotz der Nahrungsergänzungsmittel und Vitamine vollzogen Alter und Krankheit unweigerlich ihr Werk. Am Neujahrsnachmittag 1958 plauderten wir, Papa und ich, herzlich und leise in dem alten Eßzimmer von Étampes, welches mit seinen tiefbraunen Holztäfelungen noch dunkler wirkte. Während wir so sprachen, fielen mir plötzlich seine uhrglasförmigen Fingernägel auf, die sich zu wölben begannen. Ich traute meinen Augen nicht, ich wollte dies nicht wahrhaben, und heimlich warf ich immer wieder unauffällige Blicke auf seine sich verändernden Nägel.

Was Uhrglasnägel bedeuten, wußte ich schon. Ich hatte verstanden und war am Boden zerstört. Mein Papa, mein lieber Papa war dem Tode geweiht. Seine Lungen versorgten ihn nicht mehr mit ausreichend Sauerstoff. Der Sauerstoffmangel im Blut führte zu einer Krümmung der Nagelmatrix. Sein Herz war schon schwach, es würde bald zu Schaden kommen!

In diesem Augenblick hätte ich alles gegeben, um es nicht zu wissen, um seine armen Nägel nicht gesehen zu haben, welche sich wegen des Sauerstoffmangels im Blut langsam immer weiter wölben würden. O, noch fiel es kaum auf, und niemand würde darauf aufmerksam werden. Ich aber mußte mich den Tatsachen beugen: An die Stelle der flachen Nagelform, die mir so vertraut war, trat jene Wölbung als Vorbote des Todes!

Papa sagte mir, er sei erschöpft, und wir, die Ärzte, würden nicht wissen, was mit ihm los sei; er sei immer außer Atem, egal was er mache; er spüre, wie das Leben an ihm vorbeirausche. Daraufhin antwortete ich mit Nein und abermals Nein, lachte dabei liebevoll und neckte ihn, ganz nach unserer Gepflogenheit, wenn wir beide allein waren und er von irgendeinem kleinen Leiden sprach. Und meine Kehle war wie zugeschnürt und tat mir weh. [...]

Am Samstag, den 4. hatten wir einen Termin im Krankenhaus Trousseau, und am Freitagabend kam Papa zum Übernachten zu uns. Wir verbrachten einen richtig schönen Abend: Wir blieben zwar nicht lange auf, damit es für Papa nicht zu anstrengend werde, aber es war ein mit Liebe erfüllter Abend, der letzte glückliche Abend in seinem Leben. Nach dem Abendessen spielte ich kurz Gitarre für ihn, ziemlich mittelmäßig. Anschließend machten wir Pläne für eine Reise nach Cannes, wovon uns Yvonne gerade erzählt hatte.

Am Samstag fuhren wir früh ins Trousseau. Da ich ins Labor mußte, um meinen Kittel anzuziehen, erklärte ich ihm den Weg zur Sprechstunde und sagte ihm, ich würde ein paar Minuten später nachkommen. Kurze Zeit später, nachdem ich die Treppe hinuntergegangen war, ihm nacheilend, sah ich, wie er mit gekrümmten Rücken langsam, o so langsam zu dem Gebäude schritt, das ich ihm genannt hatte. In der Zeit, in der ich mich auf das nächste Stockwerk begeben, mich umgezogen, der Laborantin Anweisungen gegeben hatte,

hatte er kaum zwanzig Schritte geschafft! Dies bedrückte mich sehr, mehr noch als alle mich plagenden Befürchtungen – so unerträglich ist doch das Leiden der Menschen, die man liebt!

Ich eilte ihm nach, und langsam gingen wir den Weg hinauf. Ich drängte ihn, etwas schneller zu gehen, damit er sich nicht erkälte, aber das war nur ein Täuschungsmanöver, um ihn ja nicht zu beunruhigen, und ich paßte mich seinem Schritt an.

Als wir bei dem Kinderhort angekommen waren, nahm ich mit ihm den Fahrstuhl, um ein Stockwerk nach oben zu gelangen.

Niemals werde ich seine Gangart an diesem Tag vergessen. Wie oft habe ich ihn in einer Straße in Paris oder Montrouge mit meinen Augen begleitet, vor dem Weiterfahren noch einen Moment verweilend, nachdem ich ihn in der Nähe seines Büros abgesetzt und mich von ihm verabschiedet hatte! An diesem Tag sah ich zum letzten Mal, wie er sich von mir entfernte, und dieses Bild ist nun tief in meinem Herzen eingeschlossen.

Zwanzig Schritte! Er hatte nur zwanzig Schritte gemacht! Da er nicht wußte, daß ich ihn beobachtete, hatte er in diesem Moment ‚sich nicht ins Zeug gelegt'. Er, der früher so stolz auf seine zügige Gangart gewesen war und gar viele junge Menschen auf der Straße überholt hatte. Zwanzig Schritte: So war der Stand der Dinge!

Während der Untersuchungen mit den Laborantinnen und mit Lafourcade,[69] den er sehr schätzte und der mit so charmanter Ehrerbietung mit ihm sprach, wurde er wieder ein ganz anderer Mensch. Er wurde lebhaft, sprach gerne und sah sehr gut aus, wenn er auch kurzatmig war.

Lafourcade beruhigte uns und meinte es ehrlich, als er uns beiden Mut zusprach. Wenn man Papa in diesem Moment sah, konnte man sich trotz des durch und durch besorgniserregenden Röntgenbildes, und obwohl sich ein kleiner Herd pulmonaler Rasselgeräusche, ausgehend vom unteren rechten Lungenabschnitt, diagnostizieren ließ, nichts anderes vorstellen als ein Emphysem an einer alten und sklerotischen Lunge. Ich allerdings dachte an einen Lungenkrebs, aber vielleicht täuschte ich mich? [...]

Am Montag, den 6. lieferte das Labor zufriedenstellende Befunde: Das Blutbild war im großen und ganzen normal, der Blutgerinnungsfaktor kaum erhöht; alles in allem genommen, war nichts Schlimmes dabei. Lafourcade, den ich aufsuchte, um darüber mit ihm zu sprechen, schloß daraus, daß ich mich umsonst sorgte, und ich schenkte ihm schließlich Glauben, denn ich wünschte mir nichts sehnlicher, als zu irren; jedes Argument war mir von vornherein eine Erleichterung. [...]

In Étampes lief es nicht so gut, wie ich dachte. [...]

Am Kachelofen im Eßzimmer erklärten mir Philippe und Mama, wie die Dinge sich verändert hatten, und sie waren der Meinung, daß Papa sich uns gegenüber ‚gehenlasse', während er sich im Umgang mit fremden Besuchern offenbar einen Ruck gab.

Ohne viel Federlesens ging ich allein zu seinem Zimmer hinauf, um ihn zu untersuchen, ihn vor allen Dingen zu umarmen.

Keuchend und gezwungen, in einer halb sitzenden Haltung zu verharren, döste er in seinem großen Bett. Als er mich sah, richtete er sich auf, umarmte mich liebevoll und sagte mir: ‚Wie lieb von dir, nach mir zu schauen!'

Diese Worte trafen mich mitten ins Herz, und ich antwortete ihm: ‚Aber nein, ich bin nicht gut; ich wollte nur sehen, wie es meinem Vater geht.'

Nun war der kleine Herd auf der rechten Lunge riesengroß geworden, er hatte sich vollständig über den unteren Abschnitt der Lunge ausgebreitet. Das Rasselgeräusch war jetzt im ganzen, mit Blut getränkten Gewebe der beiden Lungenflügel zu hören. Ich traute mich kaum noch, das Stethoskop am Ohr zu behalten. Der Blutdruck war gut, das Herz klopfte schwach, aber regelmäßig. Würden die Antibiotika noch einmal greifen?

Mit leiser Stimme unterhielten wir uns beide, und dabei scherzte ich, um ihn auf andere Gedanken zu bringen, aber sein Zustand schnürte mir die Kehle zu. Tränen kamen mir in die Augen, sosehr ich mich auch dagegen wehrte.

Ich bat ihn, so wenig Sauerstoff wie möglich zu verwenden, damit wir genug bis zum nächsten Morgen hatten, und nachdem ich mit Philippe und Mama Rücksprache gehalten und Touzé[70] angerufen hatte, der daraufhin seinen Besuch angekündigt hatte, ging ich immer wieder zu Papa, um mich zu versichern, daß er ausruhe. Dann begab ich mich zu Bett.

Im Schlaf hörte ich eine helle Stimme, die aus vollem Halse schrie: ‚BonPa stirbt! BonPa stirbt!'

Ich drehte mich um, weinte und sagte: ‚Das weiß ich, schreit es doch nicht so laut!' Ich wachte aufs neue auf, lauschte seiner keuchenden Atmung im benachbarten Zimmer und döste wieder ein. Und die Stimme erklang noch heller und hartherziger.

In meinem ganzen Leben habe ich nur einmal empfunden, daß eine Stimme, die mit einem Traum nichts zu tun hatte, im Schlaf zu mir sprach. Dies ist furchtbar und erschreckend, vor allem wenn diese Stimme quälende Worte wiederholt, die so schwer zu ertragen sind. [...]

In Trousseau ergaben die Röntgenbilder einen sehr ernsten Befund: Zwei dicke Knoten waren im rechten Lungenende entstanden, da, wo letzte Woche noch nichts war. [...]

Birthe hat Papa schon immer wie ihren eigenen Vater geliebt, und ihre Herzenswärme war es, die Papa die Atmosphäre in unserem kleinen Haus, in das er jede Woche zum Mittagessen einkehrte, so lieb und teuer machte.

Um 14 Uhr fuhr ich zu meinem Bruder Rémy, um ihn abzuholen, und ich hatte das Glück, ihn anzutreffen. Ich erklärte ihm die Lage, und wir brachen alle drei im Renault Frégate auf.

Ich fuhr schnell, sehr schnell und dachte bei mir nur: ‚Wir müssen rechtzeitig ankommen, Papa soll rechtzeitig die Krankensalbung bekommen, ich habe es ihm versprochen, es muß gemacht werden …‘

Als wir ankamen, war sein Zustand dank der nun regelmäßigen Sauerstoffversorgung unverändert geblieben.

Gegen 16 Uhr 30 kam der Domherr, und die Zeremonie mit Mama, Philippe und Rémy, die am Fuße des Bettes knieten, war sehr schlicht und ergreifend zugleich.

Nachdem alle weg waren und nur wir beide allein blieben, nahm Papa meine Hand und sagte zu mir: ‚Mein Sohn, nun bist du an der Reihe zu kämpfen.‘

Bei diesen Worten wäre ich fast in heftiges Schluchzen ausgebrochen, aber ich sagte nur, ich würde mir alle erdenkliche Mühe geben. Letztendlich werde Gott entscheiden.

Ich kann mich nicht mehr genau erinnern, worüber wir später sprachen, während ich ihm die Sauerstoffmaske hielt. Plötzlich sprach er zwischen zwei Atemzügen folgende liebe Worte: ‚Weißt du, daß wir mehr als dreißig Jahren zusammengelebt haben, ohne uns jemals gezankt zu haben?‘ […]

Unsere Beratung zu dritt in dem großen, kalten und schlecht beleuchteten Wohnzimmer war schauerlich. Touzé und Lafourcade wußten die Gefährlichkeit der Situation gut einzuschätzen, waren aber der Meinung, daß die Antibiotika doch wirken könnten, wenn Papa noch drei Tage am Leben bliebe.

Nachdem sie gegangen waren, unterrichtete ich Papa davon. Er hob seine Augen zum Himmel und sagte: ‚Drei Tage! So lange werde ich das niemals aushalten können!‘ Als Lafourcade losfahren wollte, bat ich ihn, Birthe zu unseren Kindern zurückzubringen. Ohne recht den Grund dafür zu kennen, traute ich mich nicht, ihn zu bitten, auch Rémy mitzunehmen. Es war eine glückliche Wendung, denn von diesem Zeitpunkt an verließen die drei Söhne ihren Vater nicht mehr. Und das war gut so, denn er hatte es verdient, daß wir, die wir ihm so viel bedeutet hatten, ihm nun beistanden.

Noch heute, ein Jahr später, danke ich Gott, daß ich am Bett meines sterbenden Vaters sein durfte.

Es war eine gräßliche Prüfung, aber der Schmerz hat mich sowohl geläutert als belebt, und ich bin unendlich dankbar, daß ich ihn erfahren durfte.

Armer Papa, der sich so sehr vor meiner bevorstehenden Reise nach Amerika ängstigte. ‚Man sollte nicht so weit weg von seinen alten Eltern reisen', sagte er. Ich weiß, daß ihm meine Anwesenheit – auch wenn ich ihm als Arzt nicht helfen konnte – ein großer Trost gewesen ist. Ich für meinen Teil habe mit dem, was er mir in den drei letzten Tagen sagte, und der Art und Weise, wie er es mir sagte, einen kostbaren Schatz empfangen, der alle schönen und einfachen Dinge, welche er mir anvertrauen wollte, in sich birgt.

Ich kann mich freilich nicht mehr an alles erinnern, und die Worte, die ich hier niederschreibe, stimmen zwar, aber vielleicht nicht ganz genau, jedoch war mir seine gelassene, erhabene, christliche Haltung angesichts des Todes, während er meine Hand hielt, eine unvergeßliche und wunderbare Lektion, auch wenn sie grausam gewesen ist.

In jener Nacht setzte ich mich an sein Bett in den blauen Lehnsessel. Nach kurzer Zeit aber hielt ich selbst die Sauerstoffmaske, damit er sich besser entspannen konnte.

Gegen 11 Uhr deutete sich ein Herzversagen an: ein sich stark verlangsamender Puls, abfallender Blutdruck und Schläfrigkeit. Dank zweier von Touzé empfohlener, im kurzen Intervall von dreißig

Minuten durchgeführter Herztests bekamen wir die Lage wieder in den Griff. Den ganzen Nachmittag lang blieb sie stabil. Ich weiß nicht mehr, wie oft an diesem Tag der gute Touzé, ganz aufgewühlt, ihn besuchen kam. Am Vormittag hatten Philippe und ich einen reichlichen Vorrat an Sauerstoff angelegt und auch vom Krankenhaus ein Zelt geborgt, das Papa nie benutzen wollte. Ihm war es, als würde er darin ersticken. Als Nährmittel schlug Philippe ‚Dextrosport' vor, jenen Zucker für Sportler, den Papa manchmal zu sich nahm, und er sagte dabei, solch eine Anstrengung zum Luftholen gleiche einem wirklichen Rennen. Was für ein Rennen war das in der Tat! Und was für ein Ziel!

Am Nachmittag schrieb Papa auf einen Zettel (leider kann ich ihn nicht mehr finden), daß er seine braune Schreibunterlage haben wolle. Da Mama laut aufschrie, man solle nicht über solche Dinge reden, fand er für einen Augenblick genug Kraft, um in einem fast aufbrausenden Ton zu antworten: ‚Jetzt muß man doch den Dingen ins Gesicht sehen!'

Auf seine Bitte hin las ich ihm den kleinen Text vor, der seinen Letzten Willen enthielt, und er gab uns seinen Segen. Den Text hebe ich sehr sorgfältig auf.

An seinem Bett kniend versprach ich ihm nun mit Tränen in den Augen, daß all dies, sollte es gemacht werden, ganz nach seinem Willen geschehen werde. Ich gab ihm mein Wort und habe es nach besten Kräften gehalten. Leicht war das nicht, denn Papa hatte uns gebeten, niemand zu benachrichtigen. Jedoch konnten wir vor Freunden, die anriefen oder vorbeikamen und sich nach ihm erkundigten, keinen Hehl aus seinem Tod machen.

Zwei unserer besten Freunde, Jean und Henri, habe ich doch gebeten, nicht zu der Beerdigung zu kommen. Für diese beinahe freundschaftsverletzende Bitte haben sie tatsächlich Verständnis geäußert.

Am späten Nachmittag – da waren wir alle drei bei ihm – sagte er zu uns: ‚Wie bin ich glücklich, daß ihr drei bei mir seid! Das kann ich euch aber nicht die ganze Zeit sagen!'

Gegen Abend kam Touzé wieder.

Der Blutdruck, der konstant bei zehn geblieben war, war nun auf siebzehn hochgeschnellt, und das war für Papa sehr hoch. Für mich war dies ein schrecklicher Schock. Die zwei Spritzen, die er am Vormittag bekommen hatte, kamen mir wieder in den Sinn: War das zuviel gewesen? Hatte ich mich in all den vergangenen Stunden bei den Blutdruckmessungen getäuscht? Oder bedeuteten jene Verkrampfung der Arterien, jene Verengung der Venen, welche unter der Haut so fein durchschienen, die allerletzte Zuckung im Kampf gegen die Asphyxie? [71]

Am Boden zerstört, zog ich mich eine Weile in mein Zimmer zurück und flehte Gott an, auf daß ich mich nicht getäuscht und unbewußt den Tod meines Vaters nicht noch schneller herbeigerufen hatte. Dies war furchtbar und gleichzeitig lächerlich, denn ich wußte, daß man nichts tun und daß ihn kein Medikament retten konnte, auch daß die zwei Spritzen wahrscheinlich sein Leben um zwei Stunden verlängert hatten. Der Zweifel aber nahm überhand, ich fürchtete mich so sehr, einen Fehler gemacht zu haben.

Seit dem Vormittag atmete er stetig und unweigerlich schneller, seine Atmung wurde mühsamer, flacher und angestrengter. Auch die Pulsfrequenz nahm zu. Auf meinem Blatt wurden die Zahlen Stunde für Stunde immer höher. Beim Zählen der Minuten mittels seiner Uhr auf seinem Nachttisch verlor ich den Faden. Einmal, zweimal, dreimal zählte ich nach, immer noch kam ich auf denselben Wert. Dieser war bloß etwas höher als eine Stunde zuvor

Gegen 21 Uhr war Touzé wieder da. Papa gab uns ein Zeichen, und, seine Hände hebend, nahm er Abschied von uns. Das verstanden die anderen nicht. Ich, der seine Hand eben losgelassen hatte, um ihm dieses Winken zu ermöglichen, schrie fast: ‚Begreift ihr nicht, daß er von euch Abschied nimmt! Kommt und gebt ihm einen Kuß, ehe es zu spät ist! Laßt ihn nicht so gehen!' Ich wußte nicht mehr, was ich sagte.

Jeder von uns gab ihm einen Kuß. Dann winkte Papa Touzé zu. Dieses Zeichen traf den Arzt bis ins Mark, und auch er beugte sich über ihn. Als er sich aufrichtete, gab er mir einen Kuß auf die Wange, während ich schluchzte.

Später kam es zu einer Besserung, mir war aber klar, daß sie nicht von Dauer sein würde. Mama, Philippe und Rémy schickte ich weg, damit sie zu Abend essen konnten, und ich versprach ihnen, sie zu rufen.

Er hielt meine Hand und sagte mir: ‚Wie gut du es verstehst zu lieben!' Da ich ihm antwortete, daß wir ihn alle liebten, ergriff er wieder das Wort: ‚Ja, du hast recht. Es sind Dinge, die man nicht ausspricht, sondern denkt.'

Das Herz wurde immer schwächer. Eine neue Injektion mit Solucamphre gab ihm neue Kraft, und Philippe ging als Nächster hinunter. Plötzlich fühlte ich seinen Puls nicht mehr. Da schrie ich auf: ‚Mama, Philippe, Rémy!' Sie kamen herauf, ich machte eine neue Injektion, und das Herz begann von neuem zu schlagen. Ich erinnere mich an meine Worte: ‚Ich gebe Ihnen eine neue Spritze, sie wird Ihnen guttun, mein lieber Papa.'

Daraufhin sagte er: ‚Danke' ... Dies war sein letztes Wort an mich.

Während er also im Sterben lag und Rémy den Sauerstoff hielt, knieten wir nieder und begannen, den Rosenkranz zu beten. Obwohl Papa nicht mehr sprechen konnte, war es offensichtlich, daß er mitbetete.

Er schwitzte, fror und glühte. Den Schweiß wischte ich von seiner Stirn und seiner Brust ab, während er im Sterben lag. Mit tonloser Stimme fragte ihn Philippe: ‚Sie wissen, wohin Sie gehen?'

Er nickte und schien verlegen ob dieser Frage nach einer Selbstverständlichkeit.

In den vielen Stunden unserer Zweisamkeit hatte ich ihm immer wieder gesagt: ‚Mein Papa, mein alter Papa, wie schmerzt es mich, Sie so leiden zu sehen!'

Und er antwortete mit einem Lidschlag.

Spät in der Nacht, am Samstag, den 11. Januar 1958, etwa um 0 Uhr 30 wurde seine Atmung noch flacher und der Puls abermals schwächer. Eine Spritze hatte ich schon parat, aber ich wollte seine Hand nicht loslassen. Seine liebe Hand wollte ich halten – bis zu seinem letzten Atemzug.

Er wollte sich bekreuzigen, aber die Sauerstoffmaske störte ihn, und da bat ich Philippe, sie ihm für eine Weile abzunehmen.

Nach einem Blickwechsel mit Philippe gab ich ihm eine letzte Spritze, von der ich wußte, daß sie keinen Nutzen bringen würde. Jedoch hatte das Herz schon zweimal wieder angefangen zu schlagen, und beim zweiten Mal hatte ich ihm gesagt: ‚Mein lieber Papa, Sie haben ein tapferes Herz!' Mit diesen Worten meinte ich nicht so sehr das Organ, eher sein Vaterherz.

Mit jedem neuen Atemzug bekam er immer weniger Luft. Schließlich holte er wieder etwas Luft, und ich hörte ihn etwas flüstern. Ich verstand den Namen ‚Jesus' und erinnerte mich an den vollkommenen Ablaß ‚in articulo mortis', den der Papst unserer Familie geschenkt hatte.

Mit seiner Hand in meiner Hand, so wie er sich es für Finkerman vorgestellt hatte und wie er das für seinen eigenen Vater gemacht hatte, hauchte er seinen Geist aus.

Kurz vor diesem letzten Moment neigte ich mich über ihn, und ich sagte ihm ins Ohr – ich bin mir fast sicher, daß er mich noch hören konnte –: ‚Adieu, mein Papa, und danke!'

Ich vermochte meinem lieben Vater, den ich tief und innig liebte und nicht hatte retten können, nichts anderes zu sagen. Für unser ganzes Leben, seine Güte, unsere Freundschaft und seine Freundlichkeit bis zuletzt dankte ich ihm. Am Nachmittag hatte er mir gesagt: ‚Wie furchtbar, wenn wir nicht von der Hoffnung auf unser Wiedersehen getragen würden!'

Ich habe die Hoffnung, ihn wiederzusehen, und wenn Gott will, werden wir uns eines Tages wiedersehen.

An die nachfolgenden Geschehnisse kann ich mich nur flüchtig erinnern.

Ich weiß, daß Mama mir seinen Ehering, der ihm abgenommen wurde, gab; den habe ich stets bei mir. Auch weiß ich noch, daß Mama mir sagte, ich solle es sein, der ihm die Augen für immer zudrücke, nach all dem, was ich für ihn getan hätte.

Mein lieber Papa, den ich aus ganzem Herzen liebte und über viele Jahre geliebt und verstanden habe, der mir Berater und Freund gewesen ist, mein lieber Papa lebt nicht mehr.

Oft kommt mir in den Sinn: Ei, das frage ich jetzt Papa! Dann aber komme ich wieder zu mir, und ich drehe die Frage um: Da frage ich mich, was Papa davon gehalten hätte, was er wohl gemacht hätte, und aus der Rückbesinnung auf sein ganzes Leben schöpfe ich den Rat, den mir seine liebe Stimme nicht mehr geben kann.

Es ist vorbei mit unseren schönen Spaziergängen mit den Kindern auf dem Hügel, mit den kleinen gemeinsamen Autofahrten zum Büro oder zur Bank, mit dem donnerstäglichen Mittagessen: Vorbei ist all jenes Glück, das wir beide bis ins letzte ausgekostet haben und das zu den schönsten Geschenken zählt, die mir die göttliche Vorsehung bescherte.

Nun ruht er in dem kleinen Grab auf dem Friedhof Montparnasse, wo meine Großeltern begraben sind und den wir beide jedes Jahr aufzusuchen pflegten.

Nun gehe ich allein dorthin. Ich gehe oft hin, um ihm noch etwas näher zu sein, für ihn zu beten und auf diese Weise mein Zeugnis abzulegen, daß er mir ein sehr guter Vater gewesen ist. Auch bitte ich Gott, ihn in Seinem Reich aufzunehmen."

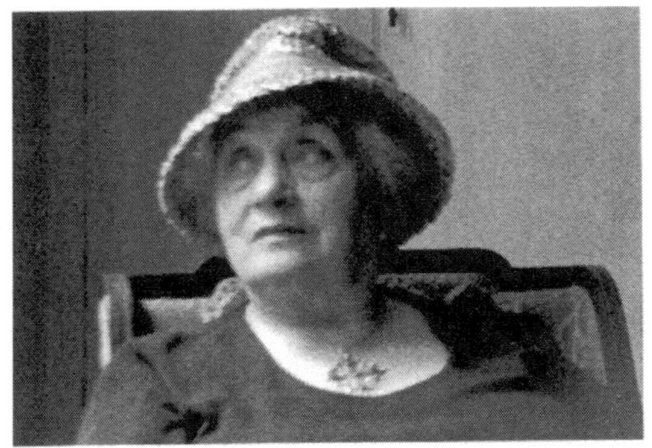

Marcelle Lermat, die Mutter von Jérôme Lejeune.

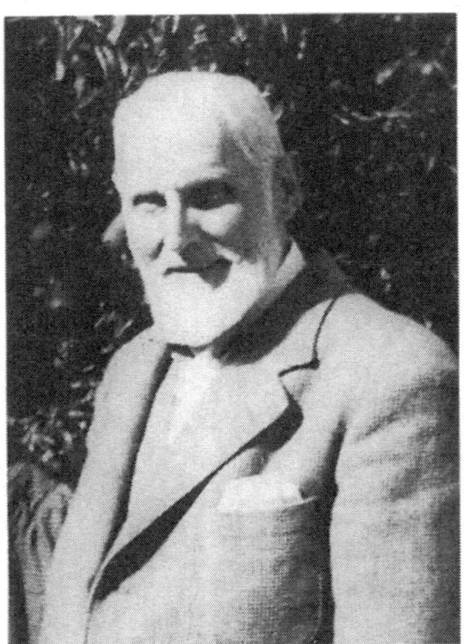

Pierre Lejeune mit dem Kosenamen BonPa, Jérômes Vater.

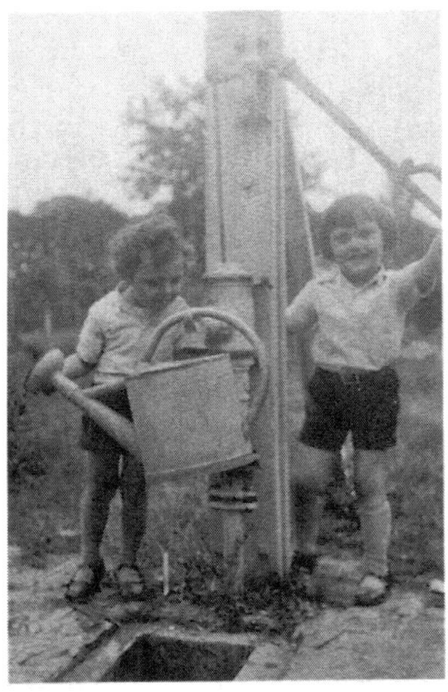

Jérôme Lejeune (links) mit seinem Bruder Philippe.

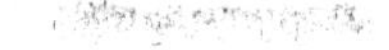

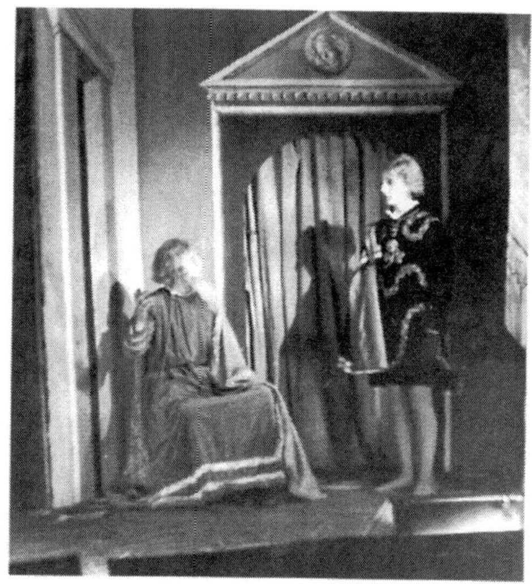

Jérôme Lejeune (links) in der Rolle des Arkel in „Pelleas und Melisande" von Maeterlinck.

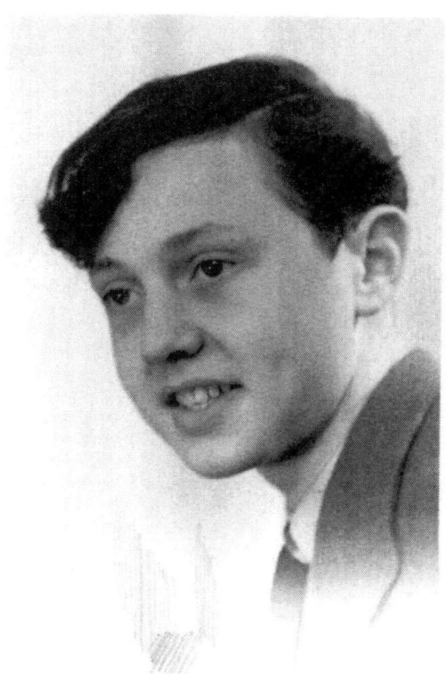

Jérôme Lejeune mit dreizehn Jahren bei der Feierlichen Kommunion.

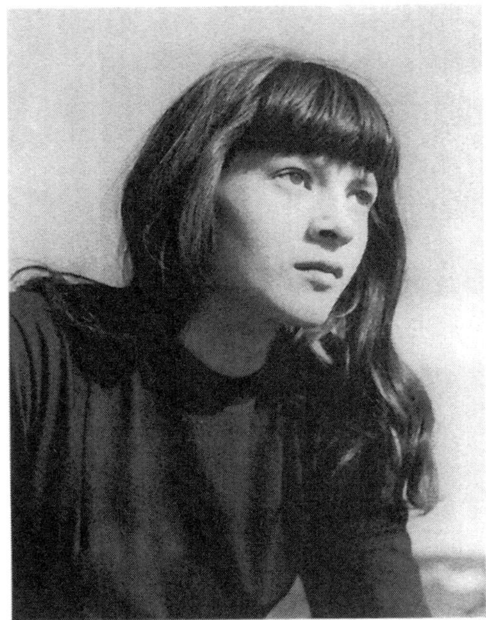

Birthe Bringsted, Dänin und Ehefrau von Jérôme Lejeune, im Alter von zweiundzwanzig Jahren.

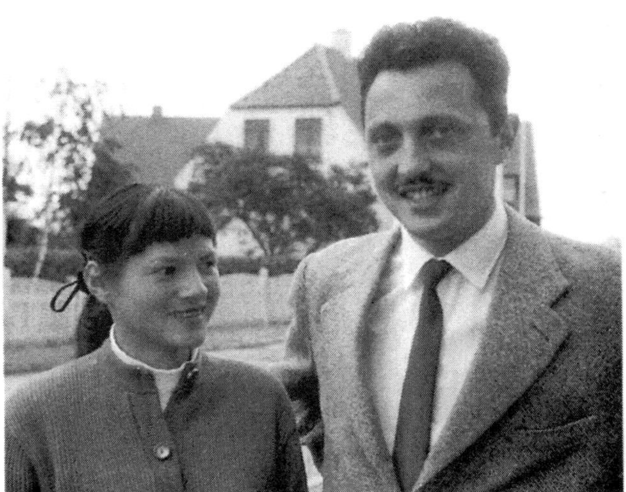

Jérôme Lejeune und Birthe Bringsted als Neuvermählte in Dänemark.

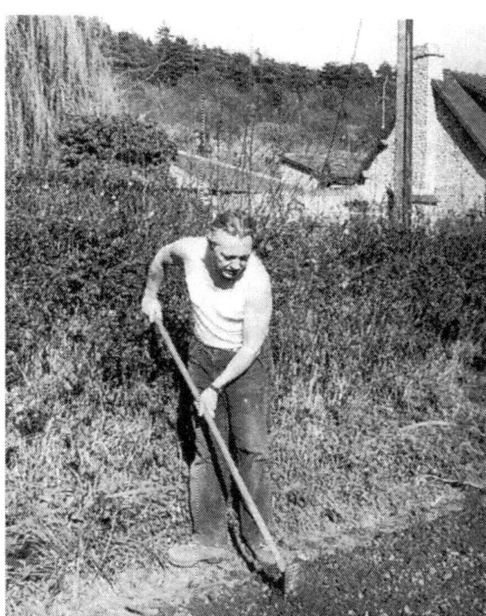

Jérôme Lejeune als Hobbygärtner.

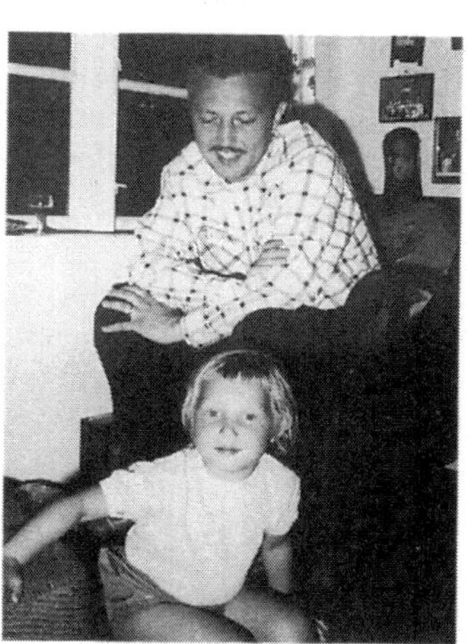

Jérôme Lejeune und seine vierte Tochter Clara, 1964.

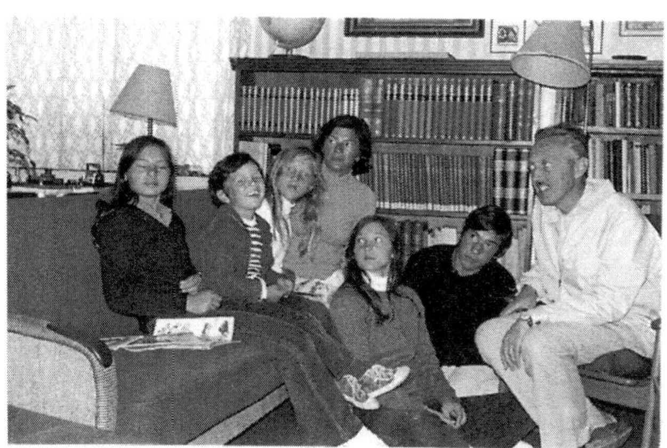

Birthe und Jérôme Lejeune mit ihren fünf Kindern, 1971.

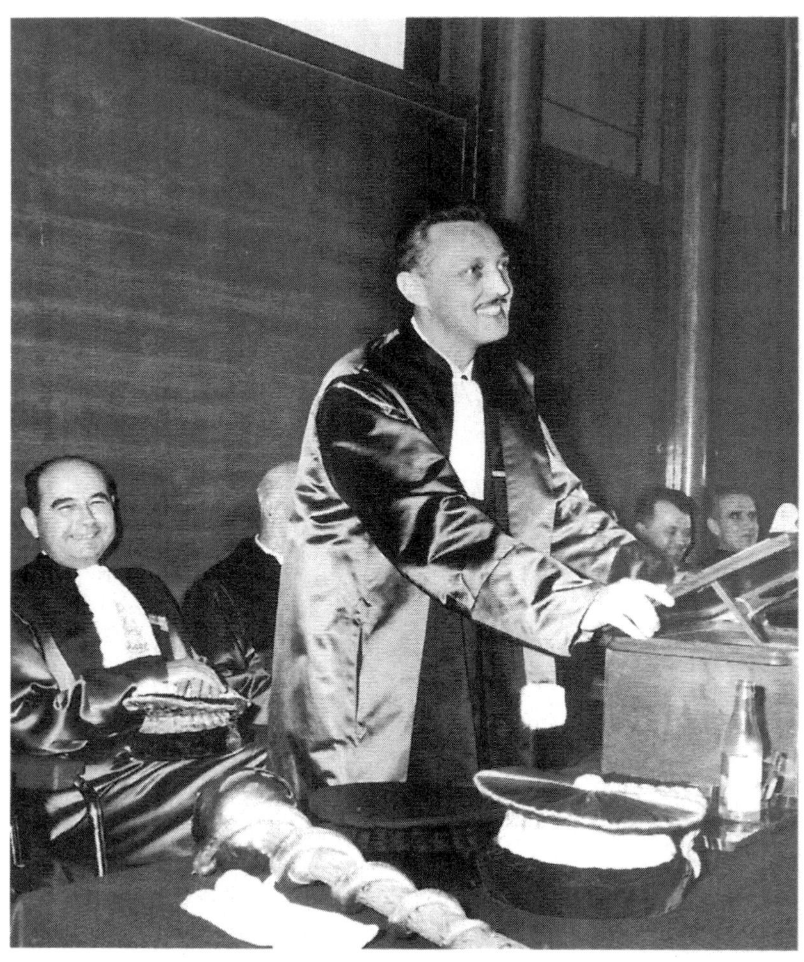

1964 wird Jérôme Lejeune zum Professor ernannt und auf den ersten Lehrstuhl für Humangenetik in Frankreich berufen.

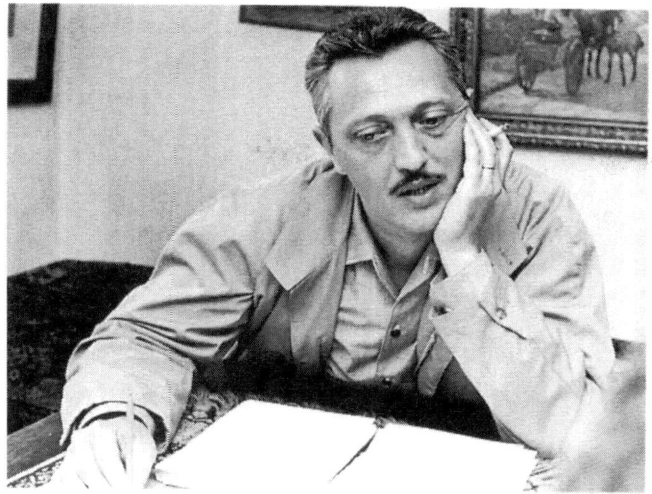

Ferien in Dänemark im Sommer 1968.

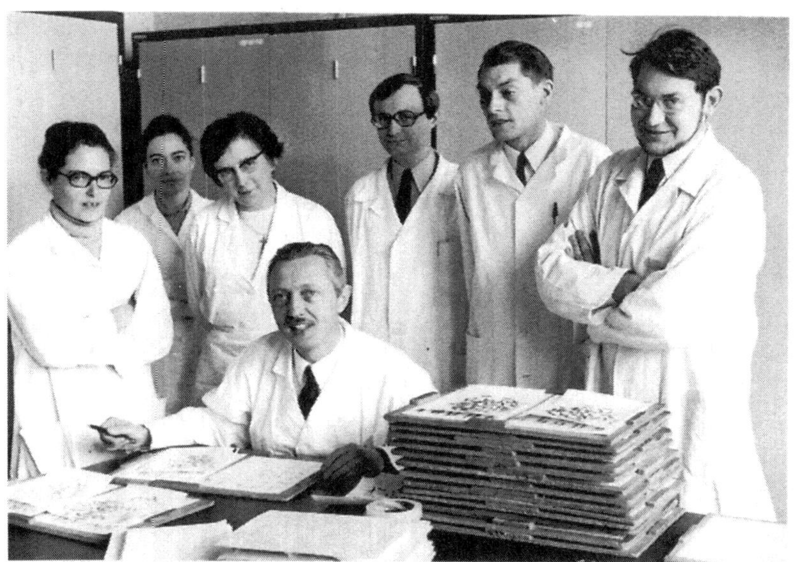

Jérôme Lejeune und seine Mitarbeiter am Krankenhaus Necker, Enfants Malades (Abteilung für Kinderheilkunde).

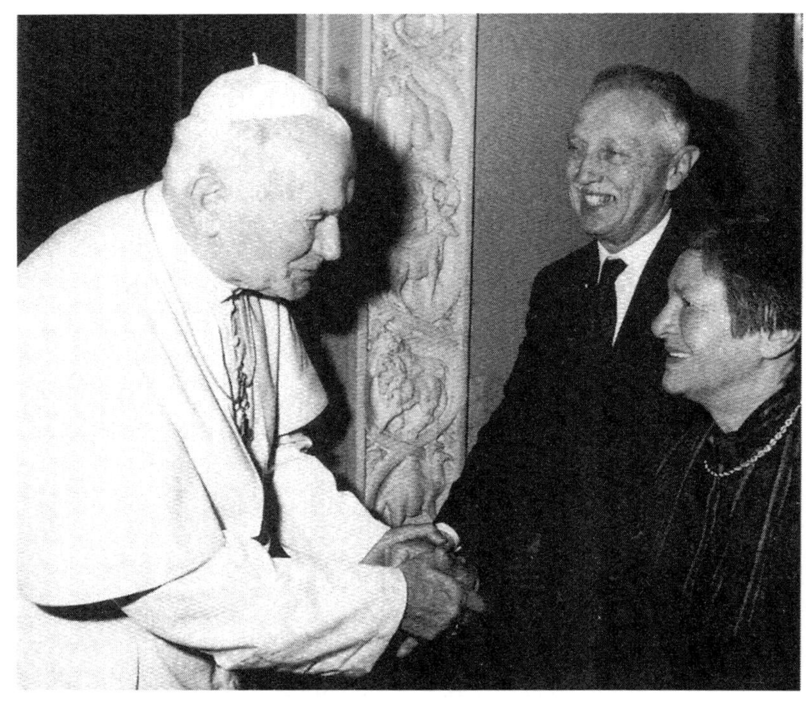

Papst Johannes Paul II. empfängt Professor Lejeune und seine Ehefrau.

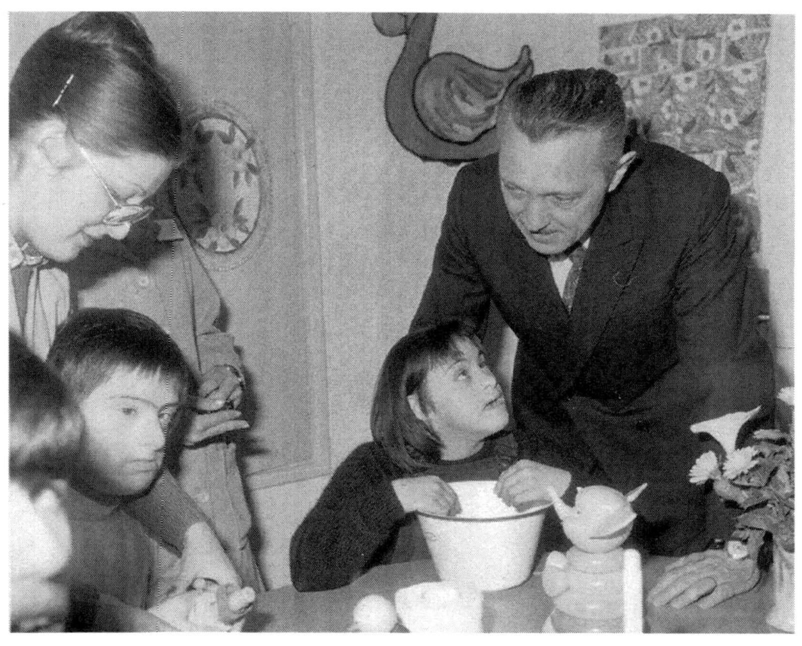

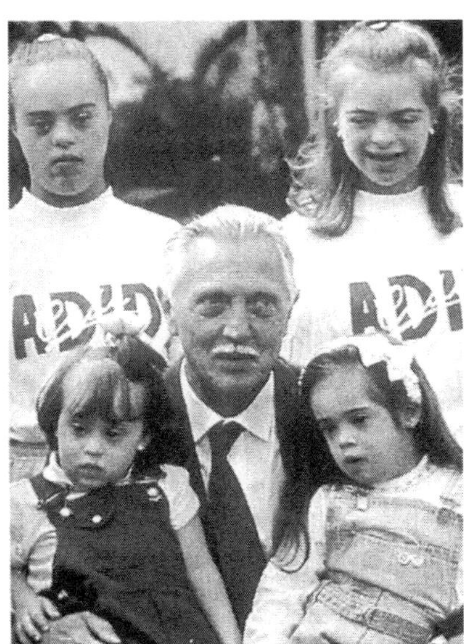

Jérôme Lejeune und seine „lieben Kleinen".

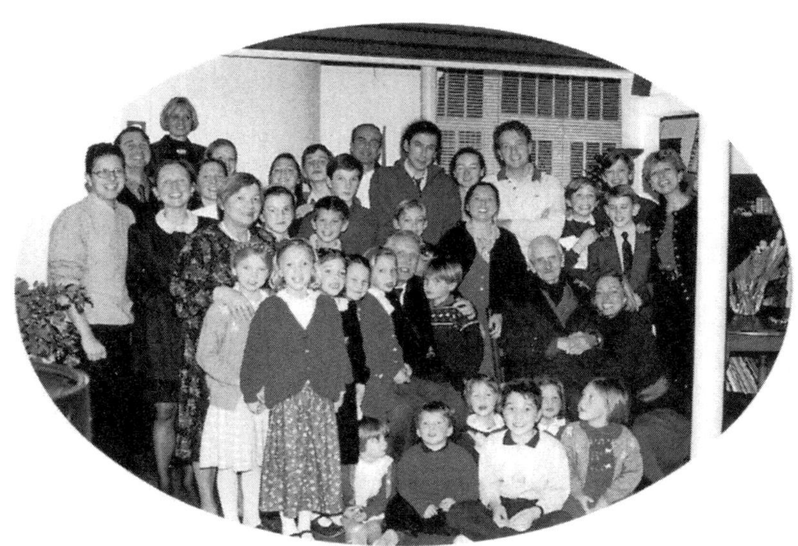

Zusammentreffen der Familie Lejeune, Weihnachten 1993, ein paar Monate vor dem Tod von Jérôme Lejeune.

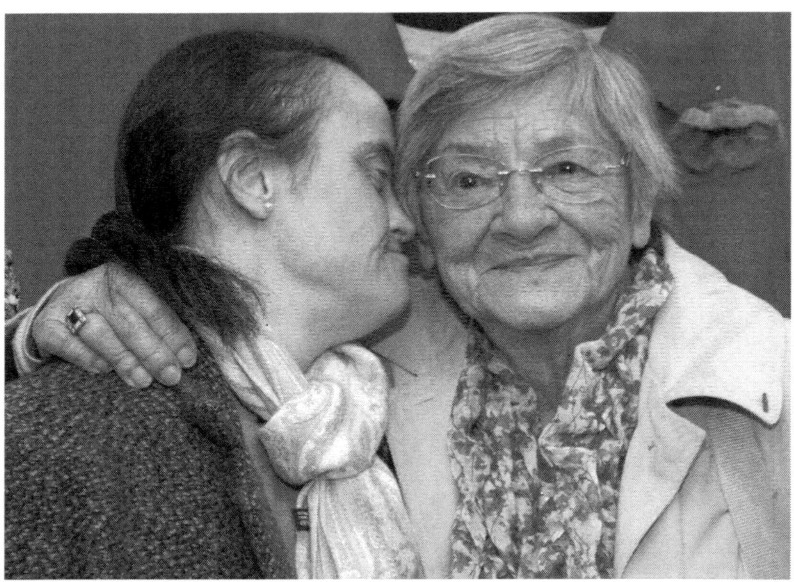

Birthe Lejeune als Vertreterin der Stiftung Lejeune in Spanien, 2019.

Nachwort

Botschaft von S. H. Papst Johannes Paul II.

„Ich bin die Auferstehung und das Leben. Wer an mich glaubt, wird leben, wenn er auch gestorben ist." (Joh 11,25)

Diese Worte Christi kommen uns in den Sinn, jetzt, da Professor Lejeune von uns gegangen ist. Wenn er ausgerechnet am Auferstehungstag vom himmlischen Vater heimgerufen wurde, ist es schwierig, in dem Zusammentreffen der beiden Ereignisse die göttliche Fügung nicht zu erkennen. Die Auferstehung Christi ist ein gewaltiges Zeugnis für das Leben, das stärker ist als der Tod. Durch diese Worte des Herrn erleuchtet, sehen wir in jedem Tod eines Menschen eine Beteiligung an dem Tod und der Auferstehung Christi, und dies ganz besonders, wenn jemand am Tage der Auferstehung selbst stirbt. So ein Tod legt ein noch stärkeres Zeugnis für das Leben in Jesu Christo ab, zu dem jeder Mensch berufen ist. Zeit seines Lebens ist unserem Bruder Jérôme dieser Ruf Richtschnur gewesen. Als Biologe begeisterte er sich für das Leben. Auf seinem Gebiet gehörte er weltweit zu den Koryphäen. Von vielen Organisationen, die seine Meinung einholen wollten, wurde er zu Vorträgen eingeladen. Sogar von denjenigen, die seine tiefsten Überzeugungen nicht teilten, wurde er geachtet.

Heute wollen wir dem Schöpfer, „von dem jede Vaterschaft im Himmel und auf Erden ihren Namen hat" (Eph 3,15), danken für das besondere Charisma des Verstorbenen. An dieser Stelle können wir nicht umhin, von einem Charisma zu reden, denn Professor Lejeune hat mit seinen tiefen Erkenntnissen über das Leben und dessen Geheimnisse immer einzig und allein dem wahren Wohl des Menschen und der Menschheit gedient. Er wurde zu einem der glühendsten Verfechter des Lebensschutzes, insbesondere des Schutzes der Ungeborenen, deren Leben in unserer zeitgenössischen Zivilisation derart bedroht wird, daß wir schon von einer organisierten Bedrohung sprechen können. Heute greift diese Bedrohung um sich und zielt auch auf die älteren, kranken Menschen. Die weltlichen Organisationen und die demokratisch gewählten Parlamente maßen sich an zu bestimmen, wer leben darf, und umgekehrt, welchen Menschen, die keine Schuld tragen, dieses Recht auf Leben entzogen werden kann. In vielfältiger Form hat unser Jahrhundert solche Erfahrungen schon gemacht, insbesondere während des Zweiten Weltkriegs und auch nach Kriegsende. Die spezifische Eigenverantwortung des Wissenschaftlers hat Professor Lejeune voll angenommen, dazu bereit, zu einem „Zeichen des Widerspruchs" zu werden, ohne sich je beirren zu lassen von dem durch die permissive Gesellschaft ausgeübten Druck und die Ausgrenzung, die seiner Person galten.

Heute blicken wir auf den Tod eines großen Christen des Zwanzigsten Jahrhunderts, eines Menschen, für den der Lebensschutz zu einem Apostolat geworden ist. Unter der Berücksichtigung der aktuellen Lage in der Welt steht fest, daß wir diese Form des Apostolats der Laien dringend nötig haben. Gott, dem Schöpfer des Lebens, wollen wir heute danken für all das, was uns Professor Lejeune geschenkt hat, und für all das, was er unternommen hat zum Schutz und zur Förderung der Würde des menschlichen Lebens. Vor allem möchte ich ihm danken, daß er die Gründung der Päpstlichen Akademie der Wissenschaften pro Vita initiierte. Als langjähriges Mitglied der Päpstlichen Akademie der Wissenschaften hat Professor Lejeune alle für diese neue Stiftung notwendigen Schritte unternommen und ist ihr erster Vorsitzender geworden. Gewiß wird er von jetzt an die göttliche Weisheit für diese so wichtige Institution, die größtenteils ihm ihr Dasein verdankt, im Jenseits erbitten.

Christus sagt: „Ich bin die Auferstehung und das Leben. Wer an mich glaubt, wird leben, wenn er auch gestorben ist ..." Wir glauben, daß sich jenes Wort im Leben und im Tod unseres Bruders Jérôme vollzogen hat. Möge die Lebenswahrheit und das hierfür wahrhaft glänzende Zeugnis, das Professor Lejeune mit seinem Leben als Mensch und Christ gegeben hat, für die Familie des Verstorbenen, die Kirche in Frankreich und uns alle auch eine Quelle spiritueller Kraft sein.

Verbunden im Gebet bin ich mit allen, die an der Beerdigung teilnehmen, und ich bitte den Kardinalerzbischof von Paris, Ihnen allen meinen apostolischen Segen zu spenden.

Vatikan, den 4. April 1994

Erläuterungen für den deutschen Leser

Die folgenden Anmerkungen wurden vom Verlag für die deutsche Ausgabe erstellt. Sie erläutern einige Namen, Begriffe und Institutionen, um den deutschsprachigen Lesern das Verständnis der in den Erinnerungen Clara Gaymard-Lejeunes erwähnten Sachverhalte zu erleichtern. Die Mottozitate, die am Anfang jedes Kapitels im Buch stehen, sind den Schriften Jérôme Lejeunes selbst entnommen und werden hier, der Originalausgabe folgend, nicht im einzelnen nachgewiesen.

1 André Malraux (1901–1976) war ein berühmter französischer Romancier (*La condition humaine*, 1933, dt. *So lebt der Mensch*) und Kunstphilosoph. Unter de Gaulles Präsidentschaft amtierte der einstige Résistance-Kämpfer und Kriegsheld als Kulturminister (1959–1969). Er hatte eine zerrüttete Jugend, die von der Trennung seiner Eltern überschattet war; der Vater beging 1930 Selbstmord. Der junge Malraux hatte mit Krankheiten und psychischen Problemen zu kämpfen, aus denen er schließlich in die Welt der modernen Kunst und des nietzscheanischen Abenteuers ausbrach.

2 Die Päpstliche Akademie für das Leben wurde am 11. Februar 1994 von Papst Johannes Paul II. gegründet und beruht auf dem Motu proprio *Vitae mysterium*. Sie forscht über Bioethik und katholische Moraltheologie, fördert die einheitliche kirchliche Lebensethik und eine Kultur des Lebens. Wissenschaftler, die vom Papst ernannt werden, beraten ihn in medizinischen und ethischen Fragen.

3 Im Sommer 1952 wurde Jérôme Lejeune von dem renommierten Kinderarzt und Genetiker Raymond Alexander Turpin (1895–1988) eine Stelle im Krankenhaus Saint-Louis in Paris angeboten. Im Labor forschte er über den Mongolismus.

4 Die vom Assimil-Verlag in den 1920er Jahren entwickelte Methode lehnt sich an den kindlichen Spracherwerb an. Die fremde Sprache soll intuitiv erlernt („assimiliert") werden. Während die Grammatik beim Assimil-Lernprozeß nur im Hintergrund steht, soll der Spracherwerb gehirngerecht, also in kleinen Einheiten, erlernt werden, zunächst in einer „passiven" Phase durch Zuhören,

Verstehen und Nachsprechen und danach in einer „aktiven“ Phase, der „zweiten Welle“, durch das Formulieren eigener Sätze.

5 Marthe Gauthier (geb. 1925), ist Kinderärztin und Expertin für kindliche Herz-Kreislauf-Erkrankungen. 1956 stieß sie zum Team von Raymond Turpin am Hôpital Trousseau. Sie zeichnete neben Lejeune und Turpin für die 1959 publizierte Entdeckung der Ursache des Down-Syndroms verantwortlich. 1966 gründete sie das Département d'anatomo-pathologie des maladies hépatiques de l'enfant am Hôpital du Kremlin-Bicêtre, seit 1967 forschte sie am Institut national de la santé et de la recherche médicale (INSERM), dessen Direktorin sie wurde.

6 Marie-Odile Réthoré (geb. 1929) widmete ihr gesamtes berufliches Leben als klinische Medizinerin und Humangenetikerin den Patienten mit Down-Syndrom und der Erforschung der durch Veränderungen in der Chromosomenstruktur verursachten Krankheiten. Ihre Zusammenarbeit mit Jérôme Lejeune begann am Trousseau-Spital in Paris und setzte sich am Lejeune-Institut fort. 1995 wurde Professor Réthoré als zweite Frau in der Geschichte zum Mitglied der Académie nationale de médecine bestellt. Sie ist heute u. a. Ehrenmitglied der Fondation Jérôme Lejeune.

7 Die Académie nationale de médecine, 1820 gegründet, ist eine wissenschaftliche Gelehrtengesellschaft. Ihr Ziel ist es, die französische Regierung über gesundheitsspezifische Themen zu informieren und zu beraten.

8 Ein Karyogramm ist die graphische Darstellung eines vollständigen Chromosomensatzes, bei der die Chromosomen nach der Größe geordnet und fortlaufend numeriert sind.

9 Diese Krankheiten sind durchwegs auf eine Chromosomenaberration zurückzuführen. Bei dem „Katzenschrei-Syndrom“ fehlt beispielsweise ein Teil des fünften Chromosoms. Neugeborene schreien aufgrund einer laryngealen Fehlentwicklung katzenartig. Das „Pätau-Syndrom“ (Trisomie 13) ist ein Fehlbildungssyndrom, das durch eine numerische Chromosomenaberration bedingt ist. Das Chromosom 13 ist dreifach vorhanden. Die Monosomie 9 ist eine seltene Chromosomenstörung, bei der ein Teil von Chromosom 9 fehlt. (Chromosomenaberration: von lat. „aberrare“, abweichen: eine Anomalie, welche die Struktur oder die Anzahl von Chromosomen eines Genoms betrifft.)

10 Die Folsäure (auch Folinsäure oder Folat) ist ein zum Vitamin-B-Komplex gehörendes Vitamin (B_9). Es muß mit der Nahrung aufgenommen werden, denn es kann vom menschlichen Organismus nicht selbst hergestellt werden. Folate

sind an verschiedenen wichtigen physiologischen Prozessen – wie der Teilung, Neubildung und Regeneration von Zellen – beteiligt und spielen auch beim Stoffwechsel bestimmter Aminosäuren eine wichtige Rolle. Eine Folat-Unterversorgung in der Schwangerschaft kann zu Fehl- und Frühgeburten sowie zu Wachstumsstörungen und Untergewicht beim Baby führen.

11 Bei der Spina bifida handelt es sich um eine Fehlbildung der Wirbelsäule und oft auch des Rückenmarks.

12 Der heilige Vinzenz von Paul (Vincent de Paul, 1581–1660) war ein französischer Priester, der für die Armen sorgte und die Kranken pflegte. Er gilt als Begründer der neuzeitlichen Karitas.

13 Das französische Sprichwort „C'est la maison du bon Dieu" bedeutet, daß die Gastfreundschaft in Ehren gehalten wird. In diesem Sinn ist der liebe Gott in diesem Haus wirklich zu Hause.

14 Im 17. Jahrhundert verschrieb sich das aufstrebende Bürgertum der „honnêteté" („Anständigkeit") als Bildungsideal. In seinem maßgeblichen Buch *L'honnêteté ou l'art de plaire à la cour* (1630) geht Nicolas Faret auf den Erwerb der „honnêteté" ein. Ihm folgend, verstand man darunter ein humanistisches Konzept, das sowohl die Bildung des Geistes als auch die Herzensbildung, also die sittliche Vervollkommnung, umfaßte.

15 Lorenzo Mascheroni (1750–1800) war ein Mathematiker und Geistlicher aus Bergamo. In dem Werk *Geometria del Compasso* („Geometrie des Zirkels", 1797), das Napoleon gewidmet ist, bietet Mascheroni eine Lösung für das sogenannte Napoleon-Problem: Wie kann man einen Kreis allein mit dem Zirkel in vier gleiche Teile teilen, also einem Kreis ein Quadrat einschreiben? Der nach Mascheroni und dem dänischen Mathematiker Georg Mohr benannte Satz besagt, daß jede Konstruktion, die mit Zirkel und Lineal durchgeführt werden kann, sogar alleine mit dem Zirkel möglich ist. – Makkaroni, die italienischen Röhrennudeln, schreiben sich im Französischen „macaronis".

16 Den Arzt und Psychiater Lucien Israël (1925–1996) lernte Jérôme Lejeune schon 1951 in Vincennes kennen. Er war einer seiner besten Freunde. Israël war Professor für Psychiatrie und Psychoanalyse in Straßburg und Mitglied der von Jacques Lacan gegründeten Ecole Freudienne de Paris. Er verfaßte zahlreiche praxisnahe Bücher auf den Gebieten der medizinischen Psychologie und praktischen Psychosomatik, u. a. *L hystérique, le sexe et le médecin* (1976, dt. *Die unerhörte Botschaft der Hysterie*).

17 William Liley (1929 – 1983) war ein neuseeländischer Gynäkologe und Geburtshelfer. Er war der erste Arzt, der den Fötus als Patienten behandelte. Die Frühdiagnose des Morbus haemolyticus neonatorum, einer häufigen Gesundheitsstörung bei Ungeborenen, die auf der Inkompatibilität der Blutgruppen von Mutter und Kind beruht, stellte er dank einer von ihm durchgeführten Fruchtwasseruntersuchung. 1964 entwickelte er auch die Technik der intrauterinen Bluttransfusion für kranke ungeborene Kinder, die noch zu jung waren, um durch eine eingeleitete Geburt außerhalb der Gebärmutter überleben zu können.

18 Deutsch: „Themen auf dem Bildschirm". In der Sendung vom 9. Oktober 1970 stand Jérôme Lejeune der Arzt und Abgeordnete Claude Peyret gegenüber.

19 Die CRS (Compagnies républicaines de sécurité, Republikanische Sicherheitskompanien) bilden Bereitschaftstruppen innerhalb der nationalen Polizei Frankreichs und werden u. a. für die Absicherung von Demonstrationen und Großveranstaltungen und zur Gewaltbekämpfung in Stadtgebieten eingesetzt. Die revolutionären Studenten vergleichen sie in polemischer Absicht mit der nationalsozialistischen SS. Das Schimpfwort „CRS-SS" wurde insbesondere während der Mai-Demonstrationen des Jahres 1968 verwendet.

20 Im Original: „[...] ce n'est pas *une personne potentielle*" – vgl. Anm. 63.

21 „Le Mouvement pour la liberté de l'avortement et de la contraception" (MLAC) ist eine Bewegung, die die Liberalisierung der Abtreibung und Empfängnisverhütung fordert. Sie wurde 1973 gegründet.

22 Name eines großen Konferenzsaals in Paris.

23 „L'Institut de progenèse": Unter Progenese oder Proontogenese versteht man die Prozesse, die den ersten Teilungsschritten der Eizelle in der Embryonalentwicklung vorausgehen.

24 Die öffentliche Universität Claude Bernard von Lyon (heute UCBL 1) ist benannt nach dem großen französischen Arzt und Physiologen Claude Bernard (1813 – 1878).

25 Das Fragile-X-Syndrom („fragile" bedeutet „brüchig, zerbrechlich") wird durch einen Gendefekt auf dem X-Chromosom hervorgerufen und löst eine geistige Behinderung aus, die sich neben einer allgemeinen Intelligenzschwäche u. a. in Lernschwäche, Sprachstörungen und weiteren erblichen kognitiven und psychischen Defiziten sowie physiognomischen Eigenheiten äußern kann.

26 Anspielung auf das Lied *La mauvaise réputation* („Der schlechte Ruf") von Georges Brassens (1921 – 1981).

27 Deutsch: „Hilfe für die werdenden Mütter".

28 Deutsch: „Laßt sie leben!“ 1970 gegründet von Dr. Paul Chauchard (1912 – 2003), ist der Verein der älteste unter allen bestehenden, die sich für den Schutz der ungeborenen Kinder einsetzen.

29 Jacques Cheminade (geb. 1944 in Buenos Aires) ist ein französischer Politiker, der ein protektionistisches Wirtschaftssystem und linksautoritäre Gesellschaftsvorstellungen vertritt. Die 1996 von ihm gegründete Partei solidarité et progrès, vormals Fédération pour une nouvelle solidarité, steht der Bewegung von Lyndon LaRouche (siehe Anm. 30) nahe. Für den Parti ouvrier Européen trat er 1984 und 1989 als Spitzenkandidat bei den Europawahlen an. 1995, 2012 und 2017 versuchte er sich auch bei den französischen Präsidentschaftswahlen.

30 Lyndon Hermyle LaRouche, Jr. (1922 – 2019), ehemaliger Trotzkist, war ein amerikanischer Politiker mit linken und linksautoritären Positionen, mehrmaliger erfolgloser Präsidentschaftskandidat und Initiator eines nach ihm benannten, international agierenden Bürgerrechtsnetzwerks mit sektenartigen Zügen. Bis 1994 verbüßte er eine Haftstrafe wegen Verschwörung und Betrugs.

31 Valéry Giscard d'Estaing (1926 – 2018) war Frankreichs Staatspräsident von 1974 bis 1981. Unter seiner Präsidentschaft wurde das Gesetz zur Liberalisierung der Abtreibung, initiiert von der Gesundheitsministerin Simone Veil („Veil-Gesetz“), in der Nacht vom 29. November 1974 von den Abgeordneten mit 284 zu 189 Stimmen angenommen.

32 Dieses Medikament wurde zur Vorbeugung von Übelkeit und Erbrechen eingesetzt.

33 Originaltitel der Filmkomödie *Die unfreiwillige Weltreise der Familie Fenouillard* von Yves Robert (1961), basierend auf dem gleichnamigen erfolgreichen Comic von Georges Colomb (1856 – 1945).

34 Die Wörter „farmor“ und „bedstefa(de)r“ bedeuten im Dänischen „Großmutter, Oma“ und „Großvater, Opa“.

35 Anspielung auf „kulør“, dänisch für „Farbe“, hier insbesondere Lebensmittelfarbe, vermutlich in Form eines Pulvers.

36 Immenoctal ist ein Schlaf- und Betäubungsmittel auf der Basis von Barbitursäuren (hauptsächlich Secobarbital), das heute nicht mehr sehr gebräuchlich ist.

37 Trofim Denissowitsch Lyssenko (1898 – 1976) war ein sowjetischer Agrarwissenschaftler und Biologe, der unter Stalin großen Einfluß erlangte. Seine Theorie (der sogenannte Lyssenkoismus) fußte auf der Überzeugung, daß die Eigenschaften von Lebewesen nicht durch Gene, sondern ausschließlich durch Umweltbedingungen bestimmt und verändert würden. Lange Zeit genoß sie

den Rang einer Doktrin, gegen die Genetiker im sowjetischen Machtbereich nicht offen aufzutreten wagen konnten. In der Anwendung auf die sowjetische Planwirtschaft verursachte sie großen Schaden. Mit Chruschtschows Machtübernahme verlor Lyssenko an Einfluß; in den frühen sechziger Jahren wurde er schließlich entlassen.

38 Über den Sorgerechtsstreit in Maryville und seine Mitwirkung an dem Prozeß im August 1988 schreibt Jérôme Lejeune in dem Buch *L'enceinte concentrationnaire d'après les minutes du procès de Maryville,* Paris 1990.

39 Anspielung auf das Erste Buch der Könige, Kap. 3, Vers 16 ff.: Von zwei Neugeborenen hat nur eines die Nacht überlebt. Beide Frauen behaupten, die Mutter des verbliebenen Kindes zu sein. König Salomon schlichtet den Streit, indem er droht, das Kind in zwei Teile trennen und jeder Frau eine Hälfte geben zu lassen. Daraufhin gibt sich die wahre Mutter dadurch zu erkennen, daß sie ausruft: „Ach, mein Herr, gebt ihr das Kind lebendig und tötet es nicht!" Sie stellt also das Leben ihres Kindes über ihr Recht.

40 „Concentration can" ist die englische Bezeichnung für den Behälter, in dem die eingefrorenen Embryonen in flüssigem Stickstoff gekühlt und dicht beieinander gelagert werden. Von der französischen Presse wurde „concentration can" fälschlich mit „camp de concentration" („Konzentrationslager") übersetzt.

41 Die Beobachtung gilt für das Französische. Im Originalzitat von Lejeune heißt es: „On conçoit une idée, on conçoit un enfant." Das findet in der deutschen Sprache keine genaue Entsprechung.

42 Bernard Pivot (geb. 1939) ist ein berühmter französischer Rundfunk- und Fernsehjournalist. Von 1974 bis 1990 moderierte er für die staatliche Fernsehanstalt die wöchentliche Literaturrunde *Apostrophes* und von 1991 bis 2001 die Spätabendsendung *Bouillon de culture.*

43 Philippe Lejeune (1924–2014) gilt als einer der angesehensten Vertreter religiöser Kunst im modernen Frankreich. Er trat als Maler und Zeichner hervor und gestaltete u. a. Glasmalerei für sakrale Bauten in der Normandie und in England. Er war Schüler von Jean Souverbie und gründete seinerseits die École d'Étampes.

44 Die Ovarektomie ist die operative Entfernung eines oder beider Eierstöcke (Ovarien) aufgrund von Erkrankungen wie Tumoren.

45 Der „Kennedy Award" wurde Jérôme Lejeune von dem damaligen amerikanischen Staatspräsidenten John F. Kennedy im Weißen Haus überreicht.

46 Im Rahmen des Lépine-Wettbewerbs wird seit 1901 die beste Erfindung in Frankreich gekürt.

47 Der Topinambur ist die violette, eßbare Knolle einer nordamerikanischen Sonnenblumenart (Helianthus tuberosus). Er kam im 17. Jahrhundert nach Europa und galt in der Pariser Haute Cuisine als Delikatesse. Im 18. Jahrhundert wurde die kleine Knolle von der Kartoffel verdrängt. Der Topinambur ist auch als Jerusalem-Artischocke, Knollensonnenblume oder Indianerknolle bekannt.

48 Anspielung auf Mt 5,11: „Selig seid ihr, wenn euch die Menschen schmähen und verfolgen, und alles Böse mit Unwahrheit wider euch reden um meinetwillen."

49 Georges Bernanos (1888–1948), großer französischer Dichter und Gesellschaftskritiker, einer der wichtigsten und einflußreichsten Vertreter des „Renouveau catholique"; u. a. *Sous le soleil de satan* (1926, dt. *Die Sonne Satans*), *Journal d'un curé de campagne* (1936, dt. *Tagebuch eines Landpfarrers*), *Les grands cimetières sous la lune* (1938, dt. *Die großen Friedhöfe unter dem Mond*), *Dialogues des Carmélites* (1948, dt. *Die begnadete Angst*).

50 Nach Mt 25,40.

51 Kardinal Fiorenzo Angelini (1916–2014) war seit 1956 als Bischof Verantwortlicher für die Krankenhausseelsorge in Rom. 1985 wurde er von Papst Johannes Paul II. zum Erzbischof erhoben und zum Leiter einer Päpstlichen Gesundheitskommission bestellt, aus der ein paar Jahre später der Päpstlichen Rat hervorging. Als oberster Krankenseelsorger des Vatikans organisierte Angelini, der 1991 auch Kardinal wurde, viele wichtige Konferenzen. Er war Autor von zahlreichen Veröffentlichungen zum Thema Gesundheit und Medizinethik.

52 Der Ductus choledochus ist ein Teil der extrahepatischen (d. h. aus der Leber bzw. der Gallenblase herausleitenden) Gallenwege. Man bezeichnet ihn auch als großen Gallengang oder Hauptgallengang.

53 Die französische Redewendung „se faire de la bile" (in unserem deutschen Text: „Er hatte sich große Sorgen gemacht") geht auf die Säftelehre des Hippokrates zurück. „Bile" ist die schwarze Galle, die mit der Traurigkeit assoziiert wird.

54 Maria Faustyna Kowalska (1905–1938), ein Bauernmädchen aus dem Dorf Głogowiec, trat 1925 in das Kloster der Kongregation der Schwestern der Muttergottes der Barmherzigkeit in Warschau ein. Sie gilt als „Sekretärin des barmherzigen Jesus", weil sie in ihrem auf ausdrückliche Anweisung Jesu niedergeschriebenen „Tagebuch" ihre Visionen und Erscheinungen festhielt, in denen sie die Botschaft von der erbarmenden Liebe Gottes zu den Menschen verkündete.

1993 wurde Schwester Faustina von Papst Joannes Paul II. selig-, im Jahr 2000 heiliggesprochen.

55 In seinem Buch *La hasard et la nécessité. Essai sur la philosophie naturelle de la biologie moderne* (1970) schrieb der französische Biologe Jacques Monod (1910 – 1976) über die Fragen der Evolution des Lebens im Spannungsfeld zwischen philosophischen und naturwissenschaftlichen Diskursen. Deutsche Erstausgabe: *Zufall und Notwendigkeit. Philosophische Fragen der modernen Philosophie,* übersetzt von Friedrich Griese, 1971.

56 Umkehrung des Vereinsnamens „Laßt sie leben!"; siehe Anm. 28.

57 Niles Eldredge (geb. 1943) und Stephen Jay Gould (1941 – 2002), zwei amerikanische Paläontologen und Biologen, entwarfen eine Variante der darwinistischen Evolutionstheorie, derzufolge die Evolution nicht stetig verlaufe.

58 Der Zytogenetiker Bernard Dutrillaux gehörte von 1967 bis 1982 dem biomedizinischen Laboratorium von Jérôme Lejeune am Pariser Centre national de la recherche scientifique an. Nach seiner 2006 erfolgten Emeritierung als Forschungsdirektor der Abteilung für Radiobiologie und Radiopathologie am Curie-Institut forscht er heute am Muséum national d'histoire naturelle in Paris mit Schwerpunkt auf der Chromosomenevolution von Primaten.

59 Abbé Jean-François Guérin (1929 – 2005) war der Gründer der Priestergemeinschaft Sankt Martin bischöflichen Rechts in Genua, deren Generalmoderator er bis 2004 blieb. Man stützte sich auf die lateinisch-gregorianische Tradition des römischen Ritus und auf die Liturgische Bewegung. Die Priestergemeinschaft übernahm seit den frühen achtziger Jahren auch in der Erneuerung der priesterlichen Ausbildung in Frankreich eine führende Rolle; 1993 verlegte sie ihr Zentrum in das Bistum Blois, später nach Évron. Im Jahr 2000 erhielt sie die päpstliche Anerkennung. Guérin machte sich vor allem um die geistliche und pastorale Erziehung der Priesteramtskandidaten verdient und war ein charismatischer spiritueller Begleiter junger Menschen.

60 Anspielung auf Joh 8,32: „Ihr werdet die Wahrheit erkennen, und die Wahrheit wird euch frei machen."

61 Profesor Jacques Chrétien (1922 – 2003), Mitglied der Académie nationale de médecine, war ein renommierter Pneumatologe und Anatomopathologe, Leiter der pneumophthisiologischen Abteilung am Krankenhaus Laennec. Er befaßte sich auf dem Gebiet der Atemwegspathologie insbesondere mit der Tuberkuloseforschung und der Erforschung der Umweltschäden. Sein Familienname, „Chrétien", bedeutet im Französischen „Christ, christlich". Daher das Wortspiel

in der im nächsten Absatz zitierten Bemerkung Jérôme Lejeunes: „Chrétien und Israël [...] – die ganze Bibel der Medizin!"

62 Pierre Chaunu (1923–2009) war Historiker und Bevölkerungsstatistiker in der Tradition der *Annales*-Schule. Er war bekannt für seine Forschungen auf dem Gebiet der lateinamerikanischen Geschichte sowie der Sozial- und Religionsgeschichte Frankreichs in der Frühen Neuzeit (u. a. *Séville et l'Atlantique*, 1955–60, *La civilisation de l'Europe classique*, 1966, dt. *Europäische Kultur im Zeitalter des Barock*, 1968). Chaunu, der auch als protestantischer Laienprediger tätig war, zählte zu den christlichen Intellektuellen, die an der Seite von Jérôme Lejeune gegen das Gesetz zur Liberalisierung der Abtreibung kämpften. Er war seit 1982 Mitglied der Académie des sciences morales et politiques.

63 In den französischen Gesetzen vom 29. Juli 1994 hat der Gesetzgeber den Status des ungeborenen Kindes nicht festlegen wollen. Dies sollte Grundlage für alle weiteren Gesetze zur Bioethik sein. Das beratende Ethikkomitee gab bekannt, daß der Embryo sich lediglich zum Menschen *entwickle* („L'embryon est seulement une personne humaine *potentielle*."). Jérôme Lejeune prophezeit angesichts dessen die organisierte Eugenik. Methoden der pränatalen Diagnostik sind seit drei Jahrzenten Bestandteil der Schwangerenvorsorge. Mit ihnen werden Ungeborene auf Trisomien getestet.

64 Am bekanntesten ist dieses lateinische Sprichwort im Wortlaut einer Sentenz, mit der der römische Philosoph Seneca (ca. 4 v. – 65 n. Chr.) seine stoische Lebenshaltung auf den Punkt bringt: „sed etiam si cecidit de genu pugnat" – „aber selbst wenn er (der Weise) umgehauen ist, kämpft er auf den Knien weiter" (*De Providentia* II,6).

65 Anspielung auf Lk 9,60: „Jesus aber sprach zu ihm: Laß die Toten ihre Toten begraben; du aber geh hin, und verkündige das Reich Gottes."

66 Jean Foyer (1921–2008), Jurist und Universitätsprofessor, war ein konservativer Politiker in Frankreich, der u. a. von 1962 bis 1967 als Justizminister im Kabinett von Georges Pompidou unter Präsident Charles de Gaulle und 1972/73 als Gesundheitsminister im Kabinett von Pierre Messmer unter Präsident Pompidou amtierte. Foyer setzte sich politisch und legistisch stark für Kinderschutzfragen ein.

67 Worte Jesu Christi nach Joh 11,25; vgl. das Motto zur Botschaft Papst Johannes Pauls II. im Anhang.

68 Anspielung auf Joh 12,24 f.: „Wahrlich, wahrlich, ich sage euch, wenn das Weizenkorn nicht in die Erde fällt und stirbt, bleibt es allein; wenn es aber stirbt, bringt es viel Frucht."

69 Jacques Lafourcade hat an der Seite von Jérôme Lejeune geforscht und gehört zu den Mitautoren der bahnbrechenden Studien in den sechziger Jahren.

70 Doktor Touzé praktizierte im Krankenhaus von Étampes und war der behandelnde Arzt von Pierre Lejeune.

71 Asphyxie: Atemstillstand, Erstickung infolge der Sauerstoffverarmung des Bluts.

Jérôme Lejeune (1926 – 1994)

Zeittafel

13. Juni 1926
Jérôme Lejeune wird in Montrouge geboren.
Er studiert Medizin an der Pariser École-de-médecine und übernimmt zunächst im Sommer 1952 eine Vertretung als Landarzt im Departement Cher. Gleichzeitig beginnt er mit seinen genetischen Forschungen im Bereich der Kinderheilkunde. Er wird Mitglied der Forschungsgruppe von Raymond Turpin am Krankenhaus Saint-Louis in Paris, praktiziert aber zeitlebens weiterhin auch als Kinderarzt.

1. Mai 1952
Jérôme Lejeune und Birthe Bringsted (1928 – 2020) heiraten. Ihre fünf Kinder heißen Anouk, Damien, Karin, Clara und Thomas.

1958
beschreibt Jérôme Lejeune den Zusammenhang zwischen der Verdreifachung eines Chromosoms und dem „Down-Syndrom" (früher „mongoloide Idiotie" genannt). Er bestimmt damit dessen genetische Ursache, die als „Trisomie 21" bezeichnet wird, und legt die Grundlagen für eine pränatale Diagnose. Die Entdeckung publiziert er 1959 gemeinsam mit Marthe Gautier und Raymond Turpin in den *Comptes Rendus de l'Académie des Sciences.*

1962
erhält Jérôme Lejeune den Kennedy-Preis für die Entdeckung der genetischen Ursache der Trisomie 21.

1963
entschlüsselt er als erster das „Katzenschrei-Syndrom“, eine weitere Krankheit, die auf eine Chromosomenaberration zurückgeht und von der Menschen im frühen Kindesalter betroffen sind. Sie wird heute auch als „Lejeune-Syndrom“ bezeichnet.

1964
wird Jérôme Lejeune zum Inhaber des ersten Lehrstuhls für Humangenetik in Frankreich an der Faculté de médecine d’Odéon in Paris berufen.

1969
wird Professor Lejeune mit dem prestigeträchtigen William-Allan-Preis ausgezeichnet.

1974
erhält er die Berufung in die Päpstliche Akademie der Wissenschaften.

1981
wird er zum Mitglied der Französischen Akademie der Moralischen und Politischen Wissenschaften gewählt.

1984
bekommt er den internationalen Antonio-Feltrinelli-Preis.

1992
wird ihm der Leopold-Griffuel-Preis verliehen.

1994
wird er von Papst Johannes Paul II. zum Vorsitzenden der neugeschaffenen Päpstlichen Akademie für das Leben ernannt.

3. April 1994
Am Morgen des Osterfestes verstirbt Jérôme Lejeune in Paris an einer Krebserkrankung.

1997
besucht Papst Johannes Paul II. anläßlich des Weltjugendtages das Grab seines Freundes in Paris.

2007
hat die Abtei Saint-Wandrille die Seligsprechung Jérôme Lejeunes postuliert.

2021
wird ihm auf Vortrag der Kongregation für die Selig- und Heiligsprechungsprozesse von Papst Franziskus der „heroische Tugendgrad" zuerkannt, und er wird zum „Diener Gottes" erklärt.

Birthe Lejeune hat den Kampf für das Leben und für die Erforschung und Heilung der genetisch bedingten Krankheiten des Geistes bis an ihr Lebensende mit großem Einsatz fortgesetzt. Die Stiftung Lejeune (www.fondationlejeune.org) ist als gemeinnützige Organisation seit 1996 anerkannt. Sie finanziert das Institut Jérôme Lejeune mit mehr als 7300 Patienten. Außerdem werden zahlreiche unterschiedliche Forschungsprogramme finanziert, z. B. über den Zusammenhang von Trisomie 21 und Alzheimer, die psychomotorische Entwicklung der jungen Kinder, die Behandlung der kognitiven Defizite der Menschen mit Trisomie 21 usw. Für gewisse Projekte schließen Stiftung und Institut ein Partnerabkommen mit anderen Laboren. In dieser Größenordnung gibt es auf dem Gebiet kein zweites Institut und keine andere Organisation auf der ganzen Welt. Im September 2017 startete ein neuer klinischer Versuch („Perseus") bei Kindern mit Trisomie 21 (Stiftung Lejeune / Spanien). 2020 wurde durch die Eröffnung eines medizinischen Zentrums in den USA der Wirkungskreis der Stiftung weiter verbreitert

Der Videofilm *Dear future Mom* (Italien 2014) enthüllt ein Stück Leben der Kinder mit Down-Syndrom. In dem Kurzfilm werden ihre Träume nicht geträumt, sondern gelebt: „Das alles, Mama, kann ich tun …!" Davon kann sich jeder überzeugen: Der Film ist u. a. auf YouTube zu finden und wurde dort bereits mehr als acht Millionen Mal gesehen. In Frankreich untersagte das oberste Verfassungsgericht die weitere Ausstrahlung im Fernsehen, um Frauen, die einen Schwangerschaftsabbruch vollzogen haben, nicht damit zu konfrontieren.

Weiterführende Literatur über Jérôme Lejeune:

Jean-Marie Le Méné: *Le professeur Lejeune. Fondateur de la génétique moderne.* Mame, Paris 1997, zuletzt 2011.

Aude Dugast: *Prier 15 jours avec le Professeur Jérôme Lejeune.* Nouvelle cité, Bruyères-le-Châtel 2015 (*Prier 15 jours*, 177).

Ders.: *Jérôme Lejeune. La liberté du savant.* Artège, Paris-Perpignan 2019.
Ders.: *Jérôme Lejeune. Portrait spirituel au fil des vertus.* Salvator, Paris 2021.